EN FORMA PARA GANAR

Salud e Integridad en
Cuerpo, Mente, Espíritu y Finanzas

Por Herb Rapp

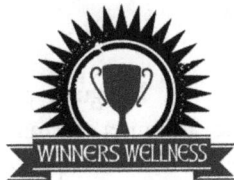

WINNERS WELLNESS

Winners Wellness Publishing
www.WinnersWellness.com
Atlanta, Georgia

Dedicatoria

Dedico este libro a la memoria de mi madre, Louise W. Rapp. Fue una artista talentosa, esposa dedicada por más de 50 años, y una incomparable madre y amiga para mis hermanas, Janice VanCronkhite y Susie Morris y para mí. Los productos de Nikken le dieron diez maravillosos años más antes de recibir una mejor oferta de El en el 2004.

Su vida fue una vida de servicio a otros. Mantuvo el regalo de la salvación de Cristo al frente en su vida de gratitud. La meta de su vida fue dejar tres hijos que amaran a Jesús tanto como lo hizo ella.

Gracias Mamá por el ejemplo de humilde servicio que fue para tantas personas que la conocieron y amaron.

Reconocimientos

Muchas personas me han inspirado y motivado a lo largo de los años, y este libro de muchas maneras es el resultado de su influencia e impacto combinado. Bob Proctor, Reid Nelson y William Todd me han orientado a nivel profesional y me han cambiado a nivel personal. Susan Jeske, gracias por su motivación. Vivir en Georgia y California me ha permitido crecer y ser retado a nivel espiritual bajo el pastorado de Mirek Hufton de la Iglesia World Harvest en Atlanta y Jentezen Franklin de Free Chapel Orange County en Irvine. Mis orientaciones espirituales se han refinado con los años por medio de las enseñanzas de Mike Murdoch y Norvel Hayes. Muchas gracias a Katina VanCronkhite por agregar su pasión por la palabra de Dios y su gran talento de escritura a Fit to Win (En Forma para Ganar) en los últimos dos años.

TABLA DE CONTENIDOS

INTRODUCCIÓN

En Forma por Diseño

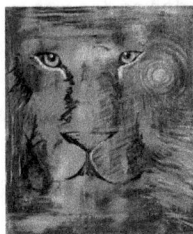

Mire profundamente en la naturaleza, y luego entenderá todo mejor.
Albert Einstein

Que Dios Mismo…lo cree – espíritu, alma y cuerpo – y lo mantenga en forma para la venida de nuestro Maestro, Jesús Cristo.
Tesalonicenses 1 5:23

Las personas perecen porque no entienden los principios de Dios. Son leyes científicas y espirituales, absolutas e inquebrantables de existencia que garantizan nuestra mejor experiencia terrenal, aun así son desconocidas o ignoradas por muchos.

Durante mi carrera como profesional del tenis y casi 20 años como consultor de bienestar, he hablado con miles de personas que admiten que viven vidas deficientes porque no entienden los principios que ayudan a crear y mantener un espíritu, alma y cuerpo equilibrado. Hacen caso omiso a su condición con la esperanza de un cuerpo mejor en la vida venidera y se resignan a vivir con enfermedades físicas y heridas todas sus vidas en la tierra.

Una vez fui como ellos, incluso durante los días que fui un tenista competitivo. Acepte mis lesiones del deporte como la norma y el resultado natural de la competencia. Pero eso fue antes de comenzar mi viaje al milagro del bienestar.

Del Sufrimiento a la Restauración

Como muchos de los milagros que experimentamos, el mío comenzó con las necesidades de otra persona. Mi madre estaba sufriendo de artritis reumatoide incapacitante y tenía tanto malestar en las articulaciones en todo su cuerpo que literalmente quería morir. La una vez artista comercial talentosa y con más de setenta años de edad, había perdido el uso de sus manos. Se movía con lentitud por la casa con su caminador todo el día y la mayor parte de la noche cuando el dolor le robaba el sueño al igual que su movilidad.

No podía soportar verla sufrir de una manera tan cruel, pero estaba totalmente impotente. Había sido un atleta toda mi vida y tuve que lidiar con varias heridas dolorosas. Pero no conocía ningún tratamiento que le pudiera ayudar aparte de los medicamentos con efectos secundarios peligrosos. Si sabía cómo orar. A inicios de Noviembre del año 1994, comencé a pasar 30 minutos cada día pidiéndole a Jesús una solución a la situación de mi madre.

En ese momento, era propietario de una tienda de tenis concurrida en Thousand Oaks, California. Un par de semanas después de comenzar a orar por una solución al dilema físico de mi madre, me llego la respuesta.

A la tienda de tenis llegaron dos exjugadores de futbol americano profesionales y comenzaron a compartir conmigo algunos productos de bienestar que utilizaban tecnología de energía natural para ayudar a los procesos sanadores naturales del cuerpo. Nunca había escuchado sobre los productos o la ciencia tras esos productos. Pero me dijeron que los San Diego Chargers estaban utilizando estos productos en su cuarto de entrenamiento y habían visto algunos resultados asombrosos en los jugadores.

Decidí llevarle cuatro de sus productos magnéticos a mi madre en Las Vegas para Acción de Gracias. Le di un cojín para su espalda, una colchoneta para dormir, plantillas para sus zapatos, y esferas magnéticas para girar en sus manos. Regrese a California, creyendo en Dios por un milagro.

Cuando regrese a Las Vegas en Nochebuena, la encontré casi erguida de pie en la cocina sin la ayuda de su caminador. "¿Mama, donde está su caminador? grite. Se giró hacia mí con la sonrisa más grande que había visto en mucho, mucho tiempo. "En el garaje," me contesto. "¡Y mire!" Sostuvo las manos delante de ella y movió los dedos. "Casi no siento dolor."

Había esperado una gran mejoría, pero las palabras no pueden describir la alegría y el alivio sobrecogedor que sentí al ver que el amor de mi madre por la vida se había restaurado.

Encontrando la Clave

Durante aquellos días cuando ore intensamente por mi madre, le había prometido a Dios que si él le ayudaba a mi madre a recuperar su vida, yo haría cualquier cosa que él quisiera que yo hiciera por el resto de mi vida. Al poco tiempo después de la transformación física de mi madre, pase adelante en mi iglesia un domingo para una oración. Una mujer puso su mano sobre mi hombro, luego señalo a la palma de su mano y dijo, "El Señor quiere que usted sepa que ha puesto en sus manos la clave de la respuesta a sus oraciones."

Una semana más tarde cuando estaba comenzando mi día, comencé a temblar y sentí que el calor fluía por mi cuerpo. Luego en mi espíritu lo escuche decir, "Lleve esto a mi iglesia."

Sabía que se refería a mi nuevo entendimiento sobre los principios de bienestar que habían cambiado la vida de mi madre. Ese día me comprometí a investigar e invertir en lo que sabía, tendría un impacto en la salud del pueblo de Dios. Mi meta y enfoque profesional desde entonces ha sido guiar a individuos hacia soluciones que están sincronizadas con el universo intricadamente diseñado de Dios.

El Plano de Dios para el Equilibrio

Dios nos diseñó para estar en forma óptimamente de espíritu, alma y cuerpo. La carta del apóstol Juan a su amigo, Gaius, expresa la necesidad de tener buena salud, el alma contenta, y prosperidad en los asuntos del día a día para manejar con éxito las oportunidades y problemas que enfrentamos. Pablo dijo, "Somos los mejores amigos, y oro por buena fortuna en todo lo que haga, y por su buena salud – que sus asuntos del día a día prosperen, al igual que su alma!" (3 Juan 1:2).

El Apóstol Pablo escribió una carta motivadora a la iglesia en Tesalonicenses, concluyendo con una oración similar pidiendo por la salud a todos los niveles: "Que Dios mismo, el Dios que hace todo sagrado y completo, lo haga sagrado y completo, lo cree – espíritu, alma y cuerpo – y lo mantenga en forma para la venida de nuestro Maestro, Jesús Cristo." (1 Tesalonicenses 5:23).

Mantener un equilibrio armonioso en nuestras vidas es un reto diario. Existe una tendencia de resaltar la importancia de un aspecto del espíritu, alma o cuerpo por encima de los otros. Nuestras iglesias tradicionalmente se han enfocado en el reino del alma, a menudo minimizando e ignorando nuestro ser físico. Pero la mayoría de nosotros estaríamos de acuerdo que no es suficiente ser una persona muy espiritual con experiencias sobrenaturales asombrosas si descuidamos y destruimos prematuramente el cuerpo que alberga alma y espíritu.

Me molesta leer estudios recientes que demuestran el legado que heredaran nuestros niños en América: obesidad, presión arterial alta, diabetes, baja auto estima, imagen corporal negativa y depresión. Pero no tiene que ser así. Podemos ponernos en forma y permanecer en forma. Podemos cambiar nuestro futuro y la de las próximas generaciones a medida que aprendamos a vivir en el milagro de la salud. Tanto el Espíritu Santo como la ciencia están revelando más y más el maravilloso plano de Dios de como fuimos "esculpidos de la nada" de manera intricada y como mantenemos ese algo vivo y bien, para cumplir nuestro destino en la tierra.

La Salud es Multi-Facetica

En el pasado, entendimos que la salud óptima se basa principalmente en lo que comemos y cuanto ejercicio hacemos. Pero también tiene que ver con los campos electromagnéticos en nuestras casas y oficinas, y en cuanto cloro y químicos en nuestra agua municipal están agotando nuestros sistemas inmunológicos y de fuerza. Sobre las palabras positivas y negativas que salen de nuestras bocas y que realmente cambian la estructura molecular en nuestros cuerpos. Sobre los pensamientos que tenemos y que la física cuántica demuestra que determinan nuestros futuros. Sobre los respiros que tomamos miles de veces cada día.

El no entender estos y otros temas contribuirá a un envejecimiento prematuro, enfermedad e incluso una muerte prematura antes de lograr nuestros destinos. La buena noticia es que hoy todos nosotros podemos comenzar a tomar decisiones saludables para estar en forma como lo diseño Dios. Estar en forma es parte de nuestra herencia del Creador.

Si está leyendo estas palabras, creo que es porque quiere estar en forma como lo quería Dios. Cada uno de los capítulos cortos en "En Forma para Ganar" contiene principios divinos sobre como Él creó Su universo y como usted puede vivir al máximo en él. Equipado con nuevos descubrimientos, comencé a tomar pasos para vivir en sincronía con Su diseño.

Obviamente, solo puede hacer algunos cambios en su vida en un momento dado y, típicamente, son pequeños pasos en el comienzo. Pero he descubierto que las personas exitosas no necesariamente hacen muchas cosas grandes. En vez de esto, consistentemente hacen cosas pequeñas que hacen una gran diferencia. Así que no se sienta abrumado y piense que tiene que realizar grandes cambios todos a la vez para hacer una diferencia en su salud. Comience con una o dos cosas que puede hacer de manera fácil y consistente y edifique sobre eso. Confió que pronto usted estará caminando y luego corriendo apresuradamente a una vida inimaginable de bienestar.

Mi oración para usted al comenzar este viaje es la misma que la de Pablo en 1 Tesalonicenses 5:12 que Dios Mismo lo una en espíritu, alma y cuerpo y lo mantenga en forma para la venida de Jesús. Nunca se sentirá mejor y su vida nunca será la misma.

SECCIÓN

1

Gane Con Su Cuerpo

1

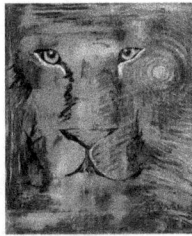

Disfrute la Bendición de una Vida Larga

Que Dios lo bendiga para vivir tanto como quiera; y quiera hacerlo tanto como viva!

Proverbio Escoces

"Le daré una larga vida, le daré un largo trago de salvación!"
Salmos 91:16

¿Quién quiere vivir lo suficiente para apagar las velas de su cumpleaños 120? No muchas de las personas con las que he hablado. Usualmente me dicen, "El cuerpo me duele lo suficiente a los 60. ¿Por qué quiero pasar otros 60 años sufriendo en la tierra?"

¿Es posible vivir más tiempo y disfrutarlo? La Palabra dice que una vida larga es una bendición, recompensa y honor de Dios (ver Salmos 91:16). Cuando Dios concedió una larga vida en Su pueblo, no tenía la intención de que fuera dolorosa. Eso sería una maldición, no una bendición.

Estamos Diseñados para Rejuvenecer y Vivir una Vida Larga

Algunos científicos que han estudiado la dinámica de la vida humana creen que estamos programados y diseñados para vivir por 120 años. Eso coincide con Génesis 6 donde Dios declara que la esperanza de vida promedio del hombre es 120 años. Moisés vivió hasta esta edad; su protegido Joshua vivió hasta la edad de 110 años. Permanecieron activos, cumpliendo sus destinos hasta su último aliento de vida. ¿Puede ser posible esto para nosotros ahora?

Dios nos diseñó para rejuvenecernos y regenerarnos continuamente.

Muchos científicos ahora estiman que:

- El 98 por ciento de los átomos en nuestros cuerpos se renuevan cada año
- Nuestros esqueletos se recrean cada diez años
- Nuestra piel es nueva cada 30 días
- Tenemos un nuevo recubrimiento en el estómago cada cuatro días
- Nuestro ADN, hígado y papilas gustativas se regeneran cada seis semanas
- Todos los átomos de nuestros huesos y tejidos son reemplazados cada seis meses.

Nuestra falta de entendimiento del cuerpo y nuestra indiferencia para crear un equilibrio entre cuerpo, alma y espíritu contribuye a una muerte prematura. Mencioné en la introducción que mi madre quería morir en sus años setenta porque sufría mucho dolor por una artritis reumatoide incapacitante. A medida que descubrimos los principios de Dios y lo que le faltaba y necesitaba su cuerpo para funcionar al máximo, comenzamos a tomar pequeños pasos y vimos cómo se restauraba su salud y alegría por la vida. Como resultado, vivió otra década y tuvo un gran impacto en el futuro de su familia.

La Edad Madura Puede Ser Mejor que la Juventud

Dios sabe el número de nuestros días, pero demasiadas personas que aman a Dios y verdaderamente desean servirle nunca verán la plenitud de sus años en la tierra porque eligieron no preocuparse por sus cuerpos. ¿Qué parte de la vida nunca vivirá porque descuida los principios de Dios para la salud? ¿Qué se pudo haber logrado en esos años o décadas perdidas que pudo haber cambiado el futuro de su familia o el destino de su ciudad o nación? ¿Si Dios pretende que vivamos 120 años con buena salud y en vez de esto morimos a la mitad del camino, que hemos perdido o dejado de lograr? ¿Y si la obra mayor que Él decreto para nosotros fuera a ocurrir en las décadas posteriores?

Existen vidas documentadas y confirmadas que han excedido los 120 años, principalmente en lugares remotos donde el estilo de vida y la dieta han permanecido sin cambios a lo largo de los siglos. La esperanza de vida también ha aumentado con las décadas en zonas más desarrolladas y "civilizadas" (el Departamento de Asuntos Sociales y Económicos de las Naciones Unidas presentó una lista de 40 naciones en 2010 que tienen un promedio de esperanza de vida para mujeres de hasta 80 años y más), aunque todavía está por debajo de nuestro diseño por 4 décadas.

Pero solo para dar una idea de lo que es posible en los años posteriores, piense en la artista popular Grandma Moses que continuaba pintando a la edad de 100 años. Winston Churchill tenía 79 años cuando recibió el Premio Nobel por Literatura. El pianista

Arthur Rubenstein se presentó públicamente por 8 décadas. Y, a los 90 años, el artista Pablo Picasso continuaba cambiando la cara del arte moderno con sus nuevas pinturas y dibujos.

Para la mayoría de nosotros, el fortalecimiento y rejuvenecimiento de nuestros cuerpos esta en nuestro control. Dieta, ejercicio, hidratación, actitud mental, sueño, respiración adecuada, súper comidas, eliminación de toxinas, y fe son solo algunas de las claves a un futuro vibrante y saludable y ya no están más lejos que el deseo por aprender más sobre ellas y hacer algunos cambios en su vida. Liberar su propia Fuente de la Juventud personal es su elección.

"Toma mucho tiempo volverse joven", dijo Picasso una vez. Si vivir para tener 120 años nunca lo emocionó, en vez de esto piense en vivir y estar joven a los 120. Es posible que nuestros años posteriores sean los tiempos más productivos y jóvenes de nuestras vidas.

2

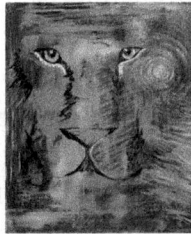

¡Magnetizar o Morir!

Cualquier tonto puede saber. El punto es entender.

Albert Einstein

El doctor del futuro no entregara medicina sino que le dará instrucciones al paciente sobre el cuidado del cuerpo humano, la dieta y la causa y prevención de enfermedades.

Thomas Edison

¿Recuerda esa clase de ciencia en primaria donde le enseñaban lo básico para la supervivencia humana en el planeta tierra – comida, agua, oxígeno y sueño? Ciertamente la recuerdo, pero nunca recuerdo escuchar nada sobre nuestra necesidad por el magnetismo hasta estar en mis 40s.

En ese momento estaba sufriendo tanto de un muy doloroso codo de tenista que no podía ni levantar mi raqueta. Me sugirieron que probara dos discos magnéticos y una manga de Infrarrojo Lejano para mi codo, para estimular la capacidad del cuerpo para sanarse. Estaba optimista, así que decidí intentarlo. Coloqué esta combinación en mi codo adolorido y me sorprendió cuando dos días más tarde pude jugar tenis sin incomodidad!

Quede convencido con ese resultado y fui testigo de docenas de resultados similares en mi club de tenis en los próximos 16 meses. En los años que han transcurrido desde entonces, he escuchado a atletas de primera como el jugador de golf John Huston, el receptor de baseball Johnny Bench y el campeón mundial de boxeo Evander Holyfield promover los beneficios de los productos magnéticos para mejorar su desempeño y calidad de vida.

Los Humanos y la Energía Magnética

La energía magnética es una fuerza básica de la naturaleza y existe para nuestra supervivencia. El campo magnético natural de la tierra juega un papel importante en mantener el equilibrio electromagnético adecuado de los sistemas internos del cuerpo. Le ofrece al cuerpo los ingredientes que necesita para funcionar y repararse, afecta nuestros latidos cardiacos, envía señales al cerebro, ojos, oídos y células nerviosas, y mucho más.

Estudios y experimentos de campo han demostrado como las frecuencias magnéticas pulsadas actúan como un cargador de baterías para el cuerpo, bombeando y estimulando nuestras 100 mil millones de células. Las frecuencias causan un incremento en el flujo de la sangre, enviando oxígeno y nutrición a células y tejidos, creando un ambiente en el cuerpo que promueve la sanación de huesos, reparación de tendones, flexibilidad, rango de movimiento, nuevo crecimiento de tejido nervioso, y función, reparación e hidratación celular. Los estudios de la Asociación Médica Americana (American Medical Association) también han demostrado que los imanes son una gran fuente de alivio para articulaciones, músculos, dolores de cabeza, y dolor asociado con el síndrome de túnel carpiano, artritis y fibromialgia.

Síndrome de Deficiencia Magnética

Si nuestra tierra es un gran electromagneto, penetrando continuamente cada partícula conocida en nuestros cuerpos con magnetismo, ¿Por qué necesitamos una mejora magnética adicional para mantenernos saludables? Una razón es que el campo magnético de la tierra ha disminuido, posiblemente tanto como 50% en los últimos 500 años, de acuerdo con algunos científicos. Tenga en cuenta que la mayoría de nosotros pasa un 90% de nuestro día adentro, parcialmente protegidos de muchas de estas frecuencias geomagnéticas saludables por las estructuras de hierro y concreto en las cuales trabajamos, conducimos y vivimos. Luego existe el bombardeo nocivo continuo de smog electrónico creado por nuestros computadores, wi-fi, teléfonos celulares, televisores, microondas, secadores para el cabello, equipos de oficina y cables de alta tensión que alteran significativamente el ambiente magnético natural necesario para mantenernos de manera óptima.

Kyoichi Makagawa M.D. del Japón, una de las autoridades líderes del mundo en investigación biomagnética, cree que la degradación del campo magnético de la tierra en combinación con la saturación de nuestro ambiente electrónico crea el síndrome de deficiencia magnética. El asocia muchos problemas del estilo de vida moderno, tales como el síndrome de fatiga crónica, a la falta de magnetismo. Sus estudios han confirmado que cuando un paciente con síntomas comunes tales como fatiga, insomnio, dolores de cabeza, mareo, y dolores y malestares generalizados se expone a una fuerza magnética mayor, sus síntomas se alivian considerablemente o desaparecen.

Estas son solo algunas razones por las cuales utilizo productos magnéticos para dormir, para energizar el agua que tomo, en mis zapatos para crear mayor fluidez de movimiento por mi cuerpo, y para mejorar el desempeño deportivo. También utilizo joyería magnética para un impulso general de energía. No quisiera separarme de ninguno de estos productos que me ayudan a sentirme como si estuviera en mis 20s. Mi nivel de energía nunca ha estado más alto mientras que mi fuerza y flexibilidad son mejor que cuando jugué en al Abierto de Estados Unidos en 1969.

Terapia Magnética de Expansión

Se ha utilizado la terapia magnética por miles de años y hoy en día es parte del protocolo médico y un gasto médico reembolsable en muchos países alrededor del mundo. Como el país más saludable del mundo, Japón lidera el camino en el desarrollo de productos que benefician nuestro cuerpo con campos magnéticos mejorados. Tal vez esa sea una razón por la cual Japón también tenga la mayor longevidad y menos enfermedades degenerativas entre las naciones industrializadas.

Mientras que más del 75% del mundo conoce los beneficios de la energía magnética, la asistencia médica occidental convencional ha sido más lenta a la hora de aceptarlo. Afortunadamente, está comenzando a ganar más aceptación médica convencional en los Estados Unidos, especialmente en la medicina de deportes. Algunos médicos de la medicina de deportes y atletas reconocen las ventajas y beneficios de utilizar terapia magnética en vez de medicamentos. Es indolora, no invasiva, no tiene efectos secundarios tales como el aturdimiento, como es el caso tantos medicamentos para el dolor que son adictivos. En vez de crear más acumulación toxica en el cuerpo, ayuda a eliminarla.

La terapia magnética es la segunda medicina alternativa y complementaria más utilizada después de la quiropráctica. Muchos estudios han demostrado que la terapia magnética es entre 80 y 90 por ciento efectiva. Por lo tanto, ponga a un lado ese escepticismo y descubra por usted mismo lo que la medicina antigua ha sabido por siglos – que una salud óptima requiere de una exposición óptima a campos magnéticos.

3

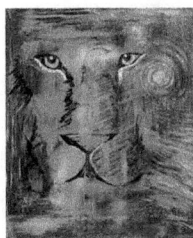

Agua – Nuestra Fuente de la Juventud

El agua es la madre, medio, materia y matriz de la vida. No existe vida sin agua.

Albert Szent-Gyorgyi

La mejor y más eficiente farmacia está dentro de su propio sistema.

Robert C. Peale

Si el explorador Ponce de León se hubiera dado cuenta del papel tan importante que juega el agua pura en mantenernos jóvenes y en forma, el habría abandonado su búsqueda obsesiva por la legendaria Fuente de la Juventud. Es una paradoja que el 75% de los americanos que parecen estar tan obsesionados con mantenerse jóvenes estén crónicamente deshidratados, lo cual acelera su proceso de envejecimiento.

Cuando nacemos, nuestros niveles de hidratación son de aproximadamente un 80%. En la vejez, han disminuido a aproximadamente un 50%.Tomar suficiente agua cada día es la clave para mantener nuestros cuerpos más jóvenes y evitar que sucumban a condiciones generalmente asociadas con la vejez. Antes de apresurarnos a tratar nuestras enfermedades con intervenciones médicas y medicinas costosas, tal vez debamos ser honestos sobre la cantidad de agua que no estamos tomando. Esa puede será la razón y solución sencilla para muchos de nuestros problemas de salud.

La Deshidratación es más que Tener Sed

Sin agua el cuerpo no puede transportar de manera eficiente por nuestro sistema las vitaminas, minerales, amino ácidos, glucosa, hormonas y enzimas que tanto necesita, ni remover toxinas y deshechos del cuerpo. Sin agua, las células de nuestro cerebro, las cuales son un 85% de agua, no pueden mantener el suministro óptimo de energía del cerebro necesaria para evitar que sintamos estrés, depresión, letargia, ira, miedo o ansiedad.

La deshidratación es una de las causas más comunes de hospitalización en personas mayores de 65 años y es el detonante número uno de fatiga matutina. El mareo, la memoria borrosa de corto plazo, ojos secos e irritados, irritabilidad, alucinaciones, dolor en las articulaciones, rigidez, adormecimiento, migraña y dolores de cabeza por tensión, acidez, niveles altos de colesterol, artritis, calambres en las piernas, asma y gota son solo algunos síntomas y condiciones de una lista muy larga, que se generan o empeoran por la falta de agua en nuestros cuerpos. A menudo confundimos deshidratación con hambre.

Nuestro mecanismo detonante para el agua es tan débil que pensamos que nuestro cuerpo está pidiendo comida cuando en realidad está indicando que quiere agua. Investigaciones demuestran que mantenerse hidratado puede ayudar a disminuir el riesgo de cáncer de colon en un 45% y cáncer de la vejiga en un 50%. En un estudio, las personas que sufrían de migraña encontraron que tomar más agua disminuyo la cantidad e intensidad de su dolor.

¿Cómo podemos estar tan deshidratados y aun así tener tanta agua disponible? A los americanos les encantan sus bebidas, pero la mayoría de las bebidas no son beneficiosas para la salud. Cuando tenemos sed, buscamos nuestras bebidas llenas de cafeína y azúcar, gaseosas, jugos, bebidas deportivas y cerveza en vez del agua simple que pide nuestro cuerpo. Cuando nuestras bebidas contienen azúcar, el cuerpo lo toma como comida, no hidratación. Aunque algunas de estas si contienen agua, actúan como diuréticas y eliminan el agua de nuestros cuerpos. Cada taza de café y té que tomamos requiere de hasta tres vasos de agua en nuestro cuerpo para eliminar las toxinas de la cafeína.

¿Cuánta agua es suficiente? Una buena regla a seguir es simplemente dividir su peso por la mitad. Esto le dará el número de onzas que debe tomar cada día. Si usted pesa 180 libras, entonces necesita 90 onzas de agua. Una parte de ese fluido puede venir de las frutas, verduras y comidas solidas que come, pero siempre es mejor tomar todo lo que pueda en la forma de agua pura. Incluso es mejor si el agua también esta magnetizada o energizada ya que su hidratación se duplicara debido a la reducción de agrupaciones moleculares.

Acceder a Nuestras Fuentes de Agua

Muchos americanos creen que el agua en botella es más segura, saludable y conveniente que el agua de la llave. Gastan más de $100 mil millones al año basados en esa creencia. Pero no necesariamente es cierto.

Un estudio de más de 100 tipos de agua en botella diferentes encontró bacterias, arsénico y derivados del cloro en las muestras examinadas, y hasta una tercera parte de estas marcas contenían altos niveles de contaminantes. Las toxinas potencialmente mortales que se filtran de los recipientes plásticos al agua, agrava el problema. Entre más tiempo se almacene el agua en estos recipientes, más toxica será.

El agua de la llave tiene sus propios peligros. El mayor de los cuales puede ser el alto nivel de cloro utilizado para remover enfermedades transmisibles y bacterias dañinas. El cloro ha sido llamado el mayor asesino y paralizador de los tiempos modernos. Las personas que toman agua clorinada tienen un riesgo 93% mayor de desarrollar cáncer que aquellas que toman agua no clorinada.

El agua que absorbemos a través de nuestra piel y el vapor que inhalamos cada día en la ducha son aún más peligrosos. Una ducha de cinco minutos con agua municipal sin filtrar brinda el mismo consumo de cloro que tomar agua de la llave sin filtrar por un mes. El vapor puede contener hasta 50 veces más químicos porque el cloro se vaporiza mucho más rápido y a una temperatura más baja que el agua, enviando gas de cloro (cloroformo) directamente al torrente sanguíneo.

La buena noticia es que el cloro se puede remover fácilmente con un sistema para el hogar de filtración de agua bueno y de punto de servicio. Puede remover químicos y contaminantes dañinos y agregar minerales alcalinos. Es una de las mejores inversiones que hará en su camino al bienestar. Eso, un filtro para su ducha y para su botella de agua cuando este en movimiento, puede convertir su grifo en su Fuente de la Juventud!

4

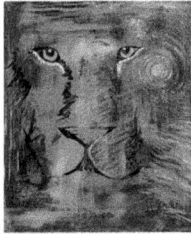

Calidad de Aire es Calidad de Vida

El aire fresco empobrece al médico.

Proverbio Danés.

Las fuerzas naturales en nuestro interior son las verdaderas sanadoras de enfermedades.

Hipócrates

Los americanos usualmente pasan hasta un 90 por ciento de su tiempo adentro. Con frecuentes advertencias para permanecer adentro con un índice de calidad de aire bajo, eso puede parecer lo inteligente. Pero puede sorprenderle saber que el aire dentro de su hogar o lugar de trabajo puede ser mucho más peligroso para respirar que el aire en el exterior. El aire contaminado ahora aparece cuarto en la lista de causas líder de cáncer en América. La Agencia de Protección Ambiental (EPA) coloca la calidad del aire al interior como uno de los cinco problemas ambientales más urgentes que enfrenta los Estados Unidos. Reporta que los contaminantes del aire al interior pueden ser entre 2 o más de 100 veces más alto que los niveles exteriores. Usted tiene una exposición mayor a químicos tóxicos dentro de su hogar que en sitios de desechos peligrosos.

Lo que se Encuentra Adentro es el Problema

Si usted cree que empacar e irse para otro país lejos de una zona industrializada con smog ayudara, no lo hará. Setenta y cinco por ciento de su riesgo por carcinógenos viene del ambiente interior, independientemente de donde viva. La toxicidad y los contaminantes en su hogar no están llegando de afuera. Una parte viene de la estructura donde vive y trabaja y otra parte de lo que ingresa y permite que permanezca ahí.

Muchos de los mismos químicos a los cuales está expuesto afuera por medio del tubo de escape de los vehículos y emisiones de manufactura se encuentran en volúmenes mayores que se emiten de fuentes domesticas tales como humo de tabaco, pinturas, suministros de limpieza, ropa lavada en seco, repelentes y suministros de construcción. Incluso el ambientador que hace que su aire toxico tenga un olor dulce puede ser una fuente de contaminación.

Muchos de esto productos contienen Compuestos Orgánicos Volátiles (COV), los cuales son químicos que se evaporan en el aire, irritando ojos, nariz y garganta, y causando dolores de cabeza, nausea y daño al hígado, riñones y sistema nervioso central. Algunos pueden causar cáncer.

Agregue a esto los contaminantes biológicos comunes a la mayoría de los espacios de vivienda tales como moho, bacterias, polen, ácaros de polvo, caspa de animales y excrementos de insectos y su hogar se puede convertir en el principal culpable de promover una calidad de aire interior deficiente y un bienestar comprometido.

Limpiando su Propio Desorden

Mientras que las leyes de aire limpio y las agencias del gobierno intentan mejorar la calidad del aire exterior, usted debe ser su propia agencia y ley interior. Y esas son buenas noticias. No debe esperar que el resto del país limpie su aire para estar más saludable. Puede comenzar a ver una diferencia notable hoy en lo que respira adentro con solo unos pasos prácticos y sencillos.

- Deje entrar más aire fresco del exterior.
- Mantenga su lugar de residencia limpio. Muchas alergias y agentes que causan asma, como ácaros del polvo, polen, y caspa de animales se pueden reducir, aunque no eliminar, por medio de una limpieza regular.
- Utilice un sistema de filtración HEPA que reduce los contaminantes en el interior. Un sistema deseable debe reducir más del 97% de contaminantes aéreos por medio de filtros HEPA y una adsorción de carbono altamente efectiva. Su sistema debe proveer una filtración de aire de varias etapas que evite la producción de ozono, ya que el ozono puede agravar el asma, adormece el sentido del olfato, aumenta la sensibilidad al polen y el moho, y puede causar daños pulmonares permanentes. También recomiendo que utilice uno que genere iones negativos estimulantes y revitalizantes.
- Cambie o limpie frecuentemente los filtros del aire acondicionado o la calefacción.
- Mantenga todas las áreas limpias y secas y mantenga la humedad entre 30 y 50 por ciento para reducir la posibilidad de moho.
- No permite que fumen dentro de su hogar o en su carro. El humo de segunda mano puede causar cáncer, enfermedades

respiratorias serias, y puede causar o agravar los síntomas del asma, especialmente en niños. También está relacionado con riesgos mayores de infecciones de oído y el Síndrome de Muerte Súbita Infantil (SIDS).

- Si los productos que utiliza liberan contaminantes en el aire, este seguro de tener una buena ventilación y almacenar los productos cerrados herméticamente, o en un lugar diferente, si es posible.

- Instalar un detector de monóxido para monitorear los niveles del gas peligroso. Hacer pruebas para buscar radón, una de las principales causas de cáncer en no fumadores, y la segunda causa de cáncer de pulmón en general.

- Utilizar una colcha de Infrarrojo Lejano que inhibe los ácaros de polvo.

Contaminación en su Automóvil

Espero que algún día todos los vehículos estén diseñados con sistemas de filtración de aire. Hasta entonces, invierta en su propio filtro de aire para el vehículo. La investigación está comenzando a revelar los peligros a la salud que se encuentran dentro de su carro. Los estudios científicos demostraron que el aire dentro de los carros generalmente contiene una variedad de químicos peligrosos como el monóxido de carbono y benceno, un carcinógeno letal. Ya que la mayoría de los americanos pasan en promedio 90 minutos de cada día en un vehículo, están expuestos a una contaminación peor que la que se encuentra en el aire al lado de la carretera.

La contaminación aérea que se acumula dentro de los automóviles también viene de los materiales en el interior. El calor y la luz ultravioleta pueden activar la liberación de varios químicos encontrados en los cojines de las sillas, apoyabrazos, cubierta del piso y partes plásticas. Están relacionados con defectos de nacimiento, nacimientos prematuros, deficiencias de aprendizaje y toxicidad del hígado entre otros serios problemas de salud.

Para más información sobre sistemas de filtración para el hogar y vehículo, refiérase al capítulo de Recurso.

5

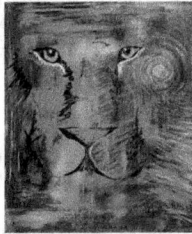

Como Respira Es Tan Importante Como Lo Que Respira

Si tuviera que limitar mis consejos sobre una vida más saludable a un solo consejo, sería simplemente aprender como respirar correctamente.

Dr. Andrew Weil

Para garantizar una respiración buena: coma liviano, respira profundamente, viva con moderación, cultive alegría y tenga un interés en la vida.

William Londen

¿Cuándo fue la última vez que usted pensó en respirar? Es una de esas acciones voluntarias del cuerpo que damos por sentada hasta 26.000 veces al día sin pensarlo dos veces.

Todos entendemos porque los atletas, cantantes, bailarines, músicos y actores aprenden y se enfocan en la técnica correcta de respiración, pero hace mucho que los estudios han probado que es algo que todos necesitamos aprender y practicar si queremos estar en excelente salud física, mental e incluso espiritual.

Una respiración correcta y enfocada ha demostrado impulsar la producción de energía, eliminar toxinas y reducir estrés, tensión y ansiedad. Puede hacer desaparecer dolores y molestias crónicas, reducir calores en mujeres pasando por menopausia, ayuda a detener ataques de pánico, bajar la tensión arterial, mejorar el ánimo y calmar emociones.

Una respiración adecuada fortalece el sistema inmunológico, aumenta el metabolismo, mejora la función intestinal, e incluso mejora su vida sexual. También se ha demostrado que ayuda en la pérdida de peso, mejora el sueño profundo, alivia las alergias, despeja los senos nasales, alivia dolores de cabeza y mejora la eficiencia y potencial en el trabajo al armonizar cuerpo y mente.

La respiración brinda oxígeno para el metabolismo celular y ayuda a mantener el equilibrio acido-alcalino en el cuerpo. También es nuestro mayor sistema para eliminar deshechos. El cuerpo está diseñado para eliminar 70% por ciento de nuestras toxinas en la forma de dióxido de carbono por medio de la respiración. Si no lo hacemos adecuadamente, recibimos menos oxígeno y eliminamos menos productos de desechos.

Los Bebes lo Hacen Mejor

Si usted quiere saber cómo se ve una respiración correcta, mire los bebes cuando están acostados de espalda. Por instinto saben cómo respirar profundamente desde sus abdómenes, utilizando sus diafragmas. (El diafragma es un musculo grande con forma de domo que se encuentra horizontalmente sobre la base de las costillas.)

Cuando ellos inhalan, sus pequeñas barrigas parecen globos llenos de aire. Cuando exhalan, sus barrigas como globos se desinflan y hunden.

A medida que envejecemos adquirimos hábitos poco saludables de respiración. Esa respiración adecuada e instintiva con el diafragma es remplazada con respiraciones cortas y superficiales en el pecho. Una parte es cultural. Nos enseñan que debemos meter la barriga (¿Quien no quiere tener un abdomen plano?) y sacar el pecho (erguirnos de pie y caminar orgullosos).

A menudo una respiración inadecuada es una respuesta emocional. Estrés, tensión y ansiedad nos hacen tomar respiros más cortos y superficiales llenando solo los pulmones superiores en nuestro pecho. Si no estamos inhalando todo ese oxigeno rico y bueno en las partes superiores e inferiores de los pulmones, entonces no estamos recibiendo los nutrientes que se encuentran en el oxígeno para renovar los sistemas de nuestros cuerpos o expulsar todas las toxinas de nuestro cuerpo. Eso, a su vez, acelera nuestra presión arterial, ritmo cardiaco y crea más tensión muscular, estrés, ansiedad, ataques de pánico, dolores de cabeza y fatiga.

Respirar Como los Profesionales

La persona promedio alcanza la función respiratoria y capacidad pulmonar pico a mediados de sus años 20. Por cada década de vida después de eso, comenzamos a perder entre 10% y 27% de la capacidad respiratoria.

Como jugador de tenis, fui afortunado en aprender a temprana edad lo importante que es respirar con disciplina para un desempeño óptimo y que le enseñen a respirar para obtener energía y relajación. Pero a menos que sea un atleta o artista, probablemente nunca le han enseñado – o incluso ni sabía que debía aprender – a respirar correctamente para lograr un bienestar óptimo. Si podemos morir sin el aire adecuado, entonces debemos aprender la mejor manera de inhalar para obtener el máximo de este ingrediente vital de vida.

Para primero descubrir que tan bien puede respirar, intente esto: Siéntese, póngase de pie o recuéstese, colocando una mano sobre su pecho y la otra justo por encima de su ombligo donde se encuentra el diafragma. Respire como lo hace normalmente y note si la mano sobre su pecho se eleva o si lo hace la mano en el área del estómago. Su mano se moverá más con su estómago que la mano que tiene en el pecho si está respirando correctamente. Si la mano en su pecho se eleva más, entonces está respirando de manera incorrecta y superficial.

Puede cambiar su patrón negativo de respiración y volver a entrenarse para respirar como un bebe con algunos pasos básicos y practica consiente hasta que este acto involuntario se haga de nuevo de manera adecuada. Aquí tenemos algunos consejos para respirar de manera correcta:

- Respire llevando el aire al diafragma, no a su pecho. Cuando inhale, los músculos del diafragma se contraen y halan la parte inferior de los pulmones hacia abajo, logrando que se llenen de aire mientras que las costillas se dilatan hacia fuera y a los lados.
- Inhale lentamente por la nariz (recuerde, si su pecho se está elevando, no está respirando correctamente).
- Exhale lentamente por la boca.
- Tome más tiempo para exhalar que para inhalar.
- Reduzca el número de respiros por minuto.
- Practique hasta que se convierta en su patrón natural de respiración.

Cada respiro enfocado de rico oxigeno que tome, hace una diferencia significativa en su bienestar general. Multiplique eso por los miles de respiros que toma cada día y se dará cuenta del increíble impacto que puede tener esta acción que damos por sentada. Es hora de hacer más que solo detenernos lo suficiente para recuperar el aliento. Debemos aprender a aprovechar el poder de nuestra respiración para pasar a una salud óptima. Así que hoy, relájese y practique respirar como un bebe.

6

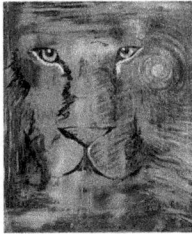

Aumente su Cerebro para Mantener su Mente

El próximo avance importante en la salud del pueblo americano será determinado por lo que está dispuesto a hacer el individuo por sí mismo.

John Knowles

La raíz de toda la salud está en el cerebro. El tronco está en la emoción. Las ramas y hojas son el cuerpo. La flor de la salud florece cuando todas las partes trabajan en conjunto.

Dicho Kurdo

Disminuir la salud del cerebro produce algunos de los mayores retos en la calidad de vida de nuestra sociedad hoy. No hay nada más triste que ver a un ser querido, o a uno mismo, perdiendo la claridad mental y la consciencia. En años recientes, hemos aprendido mucho más sobre la cantidad de cosas que podemos hacer para aumentar nuestros cerebros y mantener nuestras mentes agudas.

En la última década, los científicos han descubierto que nuestros cerebros pueden generar nuevas neuronas durante toda nuestra vida adulta. Ese proceso, llamado neurogénesis, permite que nuevas células tomen control de la función de células dañadas y brinda protección contra la demencia y Alzheimer. Nuestros hábitos y actividades pueden impulsar o inhibir este proceso.

Ejercite su Cerebro Hacia una Buena Salud

Como el resto del cuerpo, las 100.000.000.000 de neuronas del cerebro requieren de energía y nutrientes para mantenerse saludable. Una de las mejores razones para levantarse del sofá y hacer ejercicio es mejorar su cerebro. El cerebro es solo aproximadamente 2% de su masa corporal total, pero codiciosamente consume alrededor de 25% del oxígeno que usted respira. Alrededor de 25% de la sangre bombeada por su corazón fluye al cerebro. Un estudio encontró que entre más se mueva, menos se encoje su cerebro. Si quiere proteger a su cerebro contra los efectos del envejecimiento y el encogimiento, una caminata a paso ligero todos los días hará más por usted que un crucigrama o un Sudoku.

Elimine la Comida Chatarra
Para una Mejor Memoria y Estado de Animo

Una dieta más saludable significa un cerebro más saludable. Lo que coma determina como funciona su cerebro. Veinte por ciento del suministro de energía del cuerpo va al cerebro, así que elimine la comida chatarra para mantener su mente aguda y su ánimo alegre.

Una dieta alta en azúcar afecta las habilidades de memoria. Las grasas trans endurecerán las membranas de sus células y frenaran su cerebro. Las dietas inadecuadas también pueden aumentar el riesgo de condiciones psiquiátricas y neurológicas tales como la depresión y la demencia. E investigaciones ahora han encontrado una correlación directa entre la obesidad y un encogimiento del hipocampo – la parte del cerebro que es responsable por la memoria y los recuerdos.

El estudio demostró que el cerebro de una persona obesa necesita funcionar más para lograr los mismos resultados que el cerebro de una persona con un cuerpo de peso saludable.

El Estrés Envenena su Cerebro

El estrés puede cambiar físicamente el tamaño de su cerebro, causando consecuencias negativas y a largo plazo para su memoria, fisiología y salud mental. Los estudios han demostrado que el estrés puede encoger el área del hipocampo, la clave para su memoria, y agrandar la amígdala, la parte del cerebro que controla sus temores y emociones, produciendo una ansiedad mayor en su vida.

El ejercicio, la oración y meditación en la bondad y el control de Dios en su vida puede ayudar a reducir su estrés y mantenerlo pensando con claridad. Relájese, ría y duerma lo suficiente para mantener su cerebro recargado y feliz!

Nunca es muy Tarde para Crecer

Entre más utilicemos nuestra mente, menos probabilidad existe que fallara. ¿Pero a medida que envejecemos, es posible aumentar nuestras funciones mentales cerebrales para exceder las de su juventud? Estoy convencido que sí.

Recientemente conocí a Michael Lavery, quien ostenta un Record Mundial Guiness por el mayor número de pelotas rebotadas consecutivamente en un martillo con sacaclavos, en una exposición de golf en San Diego. Ahora, antes de que lo descarte como posiblemente el record mundial más intrascendente que haya escuchado, déjeme explicarle las increíbles implicaciones y lo que he descubierto sobre él y su asombrosa teoría.

Lavery cree que las manos realmente pueden hacer crecer el cerebro. Es un pionero en el campo de neurociencia aplicada y función del cerebro. Su programa, Whole Brain Power (Capacidad Intelectual Completa), está basado en más de 25 años de experiencia en investigación de la plasticidad del cerebro humano y como se puede aprovechar el potencial de la capacidad intelectual completa. Él ha comprobado cómo se puede desarrollar el poder intelectual por medio de entrenamiento ambidextro, ejercicios de caligrafía, ejercicios de memoria que llevan a un mayor funcionamiento del cerebro, incluyendo mejor memoria, equilibrio, creatividad, habilidades motoras finas, habilidades atléticas en todos los deportes, densidad de los músculos, imaginación, intuición y funcionamiento subconsciente.

Luego de compartir mi información de productos para Bienestar Nikken, Lavery compartió su pasión por el desarrollo y entrenamiento de la mente. Más tarde, él estuvo a la altura de su afirmación de ser la persona más ambidiestra del mundo. Asombro a un grupo de nosotros que lo vimos golpear una pelota de golf más de 250 yardas en una línea perfectamente recta tanto con la mano derecha como la izquierda. Después jugué tenis con él y encontré que era un jugador muy sólido con dos derechazos, algo que rara vez se ha hecho en el deporte. Yo me registre para su entrenamiento.

En unos días, ya podía ver que estaba generando una coordinación visomotora acelerada. Logre hasta 1.500 rebotes en un mazo con la mano derecha y cuatrocientos con mi mano izquierda. Vi una mejora notable en mis habilidades de tenis. Para mí, entrenar el cerebro era un eslabón perdido en el desarrollo de una salud del cuerpo completo.

Usted tiene el poder para cambiar su cerebro. Dieta, ejercicio y entrenamiento pueden ponerlo en su mejor forma mental. Entrenar el cerebro se está convirtiendo en un mercado en auge con ventas cercanas a un mil millones de dólares anuales. Pero también existen programas gratis de entrenamiento personalizado en línea, tales como Luminosity, que ira lejos en mejorar su salud mental. Entre más reconozcamos lo crítico que es el cerebro para todas las funciones de nuestro cuerpo, más reconoceremos la necesidad de cuidarlo e invertir en su crecimiento hasta nuestro último aliento.

7

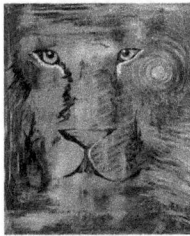

Regrese a la Salud y Juventud

El ejercicio de rebote es la forma más eficiente y efectiva desarrollado por el hombre hasta ahora.

Programa Espacial de la NASA

Aquellos que piensan que no tienen tiempo para el ejercicio tarde o temprano tendrán que encontrar tiempo para la enfermedad.

Edward Stanley

Uno de los ejercicios más sencillos, convenientes y eficientes para mantener su cuerpo en excelentes condiciones es saltar en un mini-trampolín también conocido como rebotador. Descubrí el ejercicio con rebotador en mis 30s mientras desarrollaba un sistema de entrenamiento para tenis. Estaba trabajando en patrones de juegos de pies sobre un rebotador que entrenaría a jugadores para mantenerse en una posición erguida sobre las almohadillas de los pies.

Después de varias semanas trabajando en el rebotador, note que todos mis shorts y pantalones me quedan más sueltos y mis abdominales estaban más firmes. Pronto pase del rebotador barato, comprado en una tienda por departamentos, al modelo profesional con mejores resortes de amortiguación de impacto.

Un Panorama más Completo

Mi nuevo modelo de rebotador venía con un video llamado "Immunity" (Inmunidad) por Albert Carter, un ex luchador de lucha libre. Entre más miraba, más me emocionaba. Aprendí que el rebotador estaba haciendo algo mucho más asombroso que solo darme abdominales más firmes. Lo que es más importante, estaba mejorando toda mi composición celular, ofreciendo cuatro cosas necesarias para una función óptima: comunicación celular, nutrición celular, ambiente celular y ejercicio celular.

El efecto resorte es lo que le da al rebote su efecto positivo en las células y el cuerpo. Con cada salto, el rebote aumenta los niveles de oxígeno a las células. Crea un efecto isométrico que ayuda a desintoxicar las células y crear una pared celular fuerte mientras estimula y fortalece el sistema inmunológico. Estudios han demostrado que aun un rebote moderado por unos pocos minutos al día puede incrementar significativamente el movimiento y la efectividad del sistema linfático, ayudando a eliminar toxinas y llevar nutrientes a las células.

La agencia espacial NASA estudio el rebote y encontró que es 68% más eficiente con oxígeno que otras formas de ejercicio. Esto significa que podemos hacer ejercicio de manera vigorosa en un mini-trampolín sin quedarnos sin aliento, y aun así obtener los mismos beneficios que recibiríamos al trotar en pavimento.

Solía correr pero eso siempre empeoraba mis problemas de espalda y parecía dejar mi cuerpo tenso. Como me emocionó descubrir que el ejercicio en el rebotador por 20 minutos producía los mismos resultados y beneficios a nivel celular que correr 3 ½ millas. Comencé una rutina consistente de 20 minutos de mis juegos de pies a diario, y vaya, mi cuerpo se sintió fantástico sin dolor.

También disfrute el hecho que podía hacer este ejercicio adentro escuchando buena música y viendo televisión. El tiempo pasaba tan rápido que comencé a quedarme en el rebotador de 30-40 minutos, y mi cuerpo estaba aún más saludable. Mi rapidez en la cancha de tenis era notablemente mejor.

Fue en una feria de la salud en Pasadena, California que me convencí que rebotar podría ser el paquete de ejercicio completo. Un hombre joven estaba haciendo una demostración y vendiendo rebotadores mientras elogiaba todos los atributos del ejercicio con rebotador. Tenía un cuerpo definido, el cual había logrado rebotando, no levantando pesas. Demostró como todos los músculos, al igual que todas las células, se beneficiaban del ejercicio. Incluso dijo que rebotar le da una nueva cara al tonificar los músculos faciales.

No sorprende, pronto comencé a promover estos rebotadores en mi tienda de tenis. En los últimos 25 años he vendido más de 1.000 rebotadores y he escuchado a muchos clientes hablar con entusiasmo sobre lo rápido que se convirtió en su ejercicio favorito. Disfrutan hacer ejercicio años más tarde igual que la primera vez.

Aún más Beneficios de Rebotar

Aun es difícil creer que un ejercicio tan fácil y conveniente puede tener aún más beneficios, pero los tiene. El ejercicio de rebote ayuda a reducir la grasa corporal y reafirma brazos, piernas, abdomen y caderas. Aumenta la agilidad, fortalece los músculos en general, y ofrece un efecto aeróbico para el corazón. Rejuvenece el cuerpo cuando está cansado, y generalmente lo pone en un estado de salud y bienestar. Los estudios demuestran como ayuda a elevar el metabolismo, fortalece los músculos del corazón, reduce los niveles de colesterol y triglicéridos circulantes, mejora el equilibrio, permite una relajación y un sueño más fácil y profundo, desacelera la atrofia en el proceso de envejecimiento, mejora la digestión y el proceso de eliminación.

Otras ventajas y beneficios de hacer ejercicio en un rebotador son:

- Fortalece los sistemas musculoesqueléticos
- Protege las articulaciones de la fatiga crónica y el impacto recibido al hacer ejercicio sobre superficies duras
- Circula más oxígeno a los tejidos
- Aumenta la capacidad para la respiración
- Disminuye el tiempo en el cual permanece anormal la presión arterial después de una actividad severa
- Asiste en la rehabilitación de un problema cardiaco
- Ayuda a demorar la incidencia de unan enfermedad arterial
- Promueve la reparación de tejidos
- Agrega a la reserva alcalina del cuerpo
- Ofrece un alivio de dolores de cuello y espalda, dolores de cabeza y otros dolores causados por la falta de ejercicio
- Da como resultado un mejor desempeño mental con procesos de aprendizaje agudos
- Reduce la fatiga y molestias menstruales para mujeres
- Minimiza el número de resfriados, alergias, molestias digestivas y problemas abdominales.

Bueno para Cualquier Edad

Rebotar funciona bien para personas de cualquier edad. No tiene que saltar alto o por mucho tiempo para lograr grandes beneficios. Incluso si solo se puede poner de pie en su trampolín y rebotar con los dos pies nivelados sobre la superficie, vera resultados de los movimientos repetitivos calmantes del resorte. Y si no se puede estar de pie, sentarse y rebotar aun producirá beneficios positivos.

Si planea adquirir un rebotador, este seguro de invertir en uno que le dé un rebote suave y tiene un 88% a 90% de efecto de reducir el impacto para proteger sus rodillas y otras articulaciones a medida que avance.

El Nuevo Chico

Una nueva adición al mundo de los rebotes son los Kangoo Jumps (Saltos Kangoo). Similares a botas para esquí con resortes, le permiten correr sobre superficies duras mientras absorbe un 80% del impacto. Así que es como correr sobre un trampolín. Había dejado de correr más de 25 años antes pero no tuve problema con mis ejercicios de 2-3 millas en Kangoo Jumps. Corrí por todas las playas del Sur de California utilizándolos e incluso vendí unos cuantos cientos de pares en el proceso. Uno puede caminar o correr con un buen ejercicio para la "barriguita" cada vez.

Los Kangoo Jumps, como el trampolín, hacen que el ejercicio sea divertido. Y todos sabemos que cuando nos estamos divirtiendo, lo haremos más a menudo y lo completaremos más rápidamente.

8

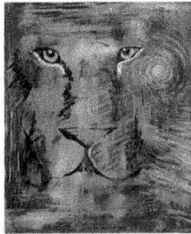

Redescubrir el Poder del Sueño

Una buena carcajada y un largo sueño son las mejores curas en el libro del doctor.

Proverbio irlandés

Me estiro. Duermo. Luego me levanto de nuevo – descansado, alto y estable.

Salmos 3:5

Una buena noche de sueño se ha convertido en uno de los más grandes retos de la salud que enfrentamos en nuestra sociedad de 24 horas 7 días a la semana, saturada por los medios y estimulada por la tecnología. Los avances en la tecnología que eran para darnos más tiempo para descansar y jugar y mejorar nuestra calidad de vida parecen tener el efecto opuesto. Lo que una vez fue una división natural y obvia de día y noche, trabajo y descanso, ahora esta confusa, y el sueño se ha convertido en una interrupción inconveniente de la vida.

Pero este estilo de vida llega con un precio alto. El desvelo está creando un desgaste físico. Cuando el sueño se interrumpe e ignora, también sucede con el reloj interno de sus cuerpos que está programado para reparar, restaurar y rejuvenecer durante los ciclos de sueño. Ochenta y cinco por ciento de la recuperación del cuerpo sucede durante el ciclo de sueño. Puede que haya experimentado de primera mano el impacto de la privación de sueño: estado de alerta disminuido, incapacidad para enfocarse, desempeño disminuido, humor variable y somnolencia de día. Incluso reducir su sueño nocturno por solo una hora y media puede resultar en una reducción de estado de alerta de un 32%. Esto es particularmente evidente en los 100.000 accidentes automovilísticos cada año que son atribuidos a conductores somnolientos.

La falta de sueño interrumpe la función fisiológica en el cuerpo. Si esto se convierte en un problema a largo plazo, las consecuencias pueden ser mucho más aleccionadoras:

- Una mala noche puede debilitar el sistema inmunológico en hasta 60%.
- El sueño irregular o insuficiente aumenta el riesgo de enfermedades que constituyen un peligro para la vida, incluyendo cáncer del colon, cáncer de seno, enfermedades cardiacas, y diabetes.
- Los adultos que duermen menos de siete horas por noche tienen una posibilidad más significativa de ser obesos.
- El sueño disminuido es un riesgo más alto de mortalidad que fumar, la presión arterial alta, y enfermedad cardiaca.
- La privación de sueño es uno de indicadores líder de institucionalización en ancianos.

¿Suficiente Sueño a la Hora Indicada?

¿Cuánto sueño es suficiente? Eso depende de la persona. Usted puede ser uno de 3% de humanos que tienen un gen que les permite pasar por la vida con una hora o dos horas menos de sueño cada noche, pero la mayoría de las personas necesitan entre siete y nueve horas de sueño a diario para estar óptimamente activos y saludables.

Y lo único que importa no es el número de horas que duerma. Cuando duerme también tiene un impacto en su bienestar. El cuento de viejas que dice que una hora de sueño antes de la medianoche vale por dos, parece tener fuertes bases científicas. El sueño antes de la medianoche optimiza la producción de melatonina, una hormona que promueve la sanación e impulsa el sistema inmunológico. También ingresa al ciclo de sueño más temprano en la noche cuando su cuerpo y músculos se relajan por completo, se regeneran las células, hidrata la piel y su cuerpo se repara.

Poniendo Orden al Desorden

Tal vez usted sea de los 75% de americanos que tienen un trastorno de sueño. Si es así, existen varias cosas muy prácticas que puede hacer para ayudar a restablecer patrones de sueño saludables:

- Haga que el sueño sea una prioridad y desarrolle una rutina y programa de sueño consistente.
- Termine de comer por lo menos dos o tres horas antes de acostarse a dormir
- Haga ejercicio regularmente y por lo menos tres horas antes de acostarse a dormir.
- Evite la cafeína, alcohol, nicotina, y otros estimulantes de cuatro a seis horas antes de acostarse a dormir. Evite discutir o participar en conversaciones estimulantes justo antes de acostarse. No se vaya a dormir cuando se sienta molesto.
- Haga de su habitación un retiro relajante con un ambiente que induce el sueño. Mantenga los computadores, televisores y su carga de trabajo fuera de su habitación. Escuche música relajante o lea un libro que lo calme antes de acostarse. Evite

colocar dispositivos eléctricos cerca de su cama y desenchufe cualquiera de estos en el cuarto antes de acostarse.

- Invierta en un sistema de sueño de Infrarrojo lejano y magnético y otros artículos de bienestar en el hogar que están diseñados para inducir el sueño y promover la sanación nocturna y la relajación.
- Invierta en un antifaz magnético para dormir
- Deje sus preocupaciones al Señor y que sus últimos pensamientos cada día sean de alabanza y gratitud sincera a Él.

Aunque la privación de sueño es lo normal en la sociedad hoy en día, nunca lo considere lo normal en su vida. Existen temporadas cuando su sueño debe interrumpirse temporalmente, como cuando hay un bebe nuevo; sin embargo, la meta es siempre reasumir los patrones de sueño saludables tan pronto como sea posible.

Sistemas de Sueño Magnéticos

Luego de 27 años de dar vueltas en la cama, compre mi primer sistema de sueño magnético. Me desperté casi dos horas antes de mi despertador de un sueño reparador. Ya no sentía dolor ni estaba adolorido, sino alerta y energético por primera vez desde que tengo memoria.

Mejoro mi flexibilidad hasta el nivel de mis días universitarios, lo cual realmente ayudo mi juego de tenis competitivo. La colcha que utilizo ahora tiene un material reflectante de Infrarrojo lejano, propiedades de emisión de iones negativos, al igual que tecnología magnética avanzada. Completo el sistema con un antifaz magnético para dormir que mantiene el cuarto oscuro, disminuye las arrugas alrededor de mis ojos y me ayuda a despejar mis senos nasales e incluso mejorar mi visión.

Dios nunca duerme, para que usted pueda hacerlo. En Su orden, una noche de restauración y rejuvenecimiento para su espíritu, alma y cuerpo es el comienzo de su día. Creo que Él realmente pretendía que usted durmiera en paz celestial y se despertara una nueva persona al lado de Sus nuevas misericordias cada mañana.

9

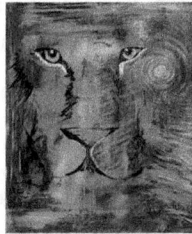

El Milagro de Comer N-O-R-M-A-L

El hombre sabio debe considerar que la salud es la mayor de las bendiciones humanas. Deje que la comida sea su medicina.

Hipócrates

Aquel que toma medicina y no hace dieta, desperdicia la habilidad de sus doctores.

Proverbio chino

Hoy existen muchos gurús de la comida, expertos de la nutrición, libros, agencias gubernamentales y programas de televisión intentando convencernos de que comidas son buenas y no tan buenas para nuestra salud. El problema es que frecuentemente no están de acuerdo. ¿Así que a quien y que debemos creer? ¿Nos convertimos en vegetarianos? ¿Debemos comer pescado o tofu, o ambos? ¿Renunciar al café o esperar tomarnos un café con leche? ¿Tomar suplementos vitamínicos? ¿Tomar zumo de granada o preparar una bebida de proteína?

Tan duro como pueda parecer encontrar nuestro camino en el laberinto de la comida, parece que existe un acuerdo en por lo menos un área: la Dieta Americana Estándar (DAS), la cual consiste en una abundancia de comidas procesadas, carnes, azúcar refinada, ha creado una América obesa y muy enferma. ¿Entonces que debemos comer en vez de esto?

No existe suficiente espacio en este capítulo corto para explicar en detalle todas las comidas nutricionalmente deliciosas y poderosas disponibles hoy en día. Pero, puedo dirigirlo en la dirección correcta al utilizar un acrónimo simple "NORMAL" como un punto de partida que le ayudara a escoger sus comidas y desarrollar nuevos hábitos alimenticios.

N es para Natural

Las comidas naturales son aquellas que llegan a usted en el estado más cercano al natural como sea posible. Son comidas que requieren un mínimo procesamiento y la menor cantidad de manipulación entre el productor y su mesa. Generalmente, entre más fabricación experimente la comida, más nutricionalmente vacía será. Así que coma del bufet maravilloso de la naturaleza sin todo el procesamiento artificial que utiliza conservantes químicos, realzadores de sabor, o azucares agregadas.

Si usted come carne, tenga cuidado de cómo se procesó su animal. Cuando yo crecí en una finca en Illinois, un pollito vivía seis meses antes de convertirse en sándwich o pierna de pollo. Hoy, puede que las paticas de ese pollito nunca toquen la tierra y su esperanza de vida es seis semanas. El ganado y los cerdos son inyectados con químicos, conservantes, medicinas y antibióticos.

Y no se deje engañar con las etiquetas comerciales. La palabra natural aparece incluso en los empaques de comida chatarra por que la FDA no tiene regulaciones sobre el uso del término para los fabricantes de comida, excepto con carne y pollo.

Los productos descritos como naturales pueden ser algunos de los alimentos menos saludables en los estantes de las tiendas.

O es para Orgánico

Las comidas son llamadas orgánicas de acuerdo a la forma en que los agricultores cultivan y procesan productos agrícolas tales como frutas, vegetales, granos, productos lácteos, y carnes. Los agricultores orgánicos no utilizaran fertilizantes químicos, insecticidas, o herbicidas ni le darán a los animales antibióticos, hormonas de crecimiento o medicinas para evitar enfermedades y estimular el crecimiento.

Las comidas orgánicas son estrellas en ascenso en muchos mercados, incluso a precios mayores. La popularidad y mayor demanda, afortunadamente, está ayudando a reducir los precios. Incluso si tiene que pagar más, le recomiendo comparar orgánico cuando pueda. No cargue su cuerpo innecesariamente con todos los químicos, venenos y toxinas que se encuentran en comidas cultivadas de la manera convencional.

R es para cRudo

Una parte significativa de su consumo alimenticio diario debe ser de comidas crudas, de jardín orgánico, frutas y nueces llenas de nutrientes densos vivientes que aumentan su energía, alimentan sus células, y ayudan a controlar su hambre. Calentar comidas por encima de los 118 grados destruye su nutrición y enzimas, y convierte comidas una vez saludables en radicales libres y venenos que destruyen su salud. Entre más comida cocinada consuma, más rápido se acumulan toxinas acidas en su cuerpo, interrumpiendo su delicado equilibrio.

Exprimir es una manera excelente para aprovechar al máximo sus vegetales. También sugiero agregar un poderoso, polvo nutricional de plantas verdes a sus bebidas o comidas para aumentar significativamente sus vitaminas, minerales, antioxidantes y enzimas diarias. (Ver la sección de Recursos para recomendaciones sobre polvo nutricional.)

M es para Moderado

Somos una nación de porciones de comida de tamaño triple, y podemos probarlo con nuestras cinturas y el hecho que 66% de americanos tienen sobre peso o son obesos. Los tamaños de las porciones en las cadenas de comidas rápidas son ahora dos a cinco veces más grandes que cuando se introdujeron por primera vez. Esto puede ayudar a explicar porque ya no entendemos que es comer moderado y que son porciones saludables de comida.

Cuando se trata del consumo de comida, menos es más. A medida que reduzca la porción de comida y mejore lo que elije comer, obtendrá ahora más valor nutricional en un paquete más pequeño. Escuche lo que le dice su cuerpo sobre cuándo y que tanto está consumiendo. Coma solo cuando tenga hambre y deténgase cuando esté lleno.

A es para Alcalino

Muchos doctores y nutricionistas creen que un desequilibrio de pH en el cuerpo es la raíz de la mayoría de las enfermedades. El equilibrio de pH es simplemente la medida de acidez o alcalinidad en su cuerpo. Su cuerpo está diseñado alcalino. Cuando se vuelve muy acido, su cuerpo automáticamente responde para neutralizar el ácido al tomar prestado minerales, tales como calcio, sodio, potasio y magnesio de los órganos vitales y los huesos, para neutralizar el ácido y eliminarlo del cuerpo. Una acidez constante hace que el cuerpo se esfuerce y crea un ambiente interno que conduce a enfermedades.

La mayor causa de acidosis es un dieta llena de productos animales que producen acido como carne, huevos y lácteos, y carentes en comidas que producen alcalinidad como frutas, vegetales verdes, arvejas, frijoles, lentejas, especias, hierbas y sazones, y semillas y nueces.

L es para Comida Viviente para Vivir una Vida Longeva

Su cuerpo es un organismo viviente compuesto de células vivientes. Fue diseñado por Dios para ser nutrido y sostenido por comidas vivientes. A medida que mueren las células, la calidad de las células que las remplazan depende de lo que las alimenta. Si está comiendo comidas vivientes ricas en enzimas, vitaminas, minerales y aminoácidos, sus nuevas células serán fuertes, capaces de resistir los ataques constantes contra el cuerpo. Si no las alimenta con comida viviente, las nuevas células serán débiles y comprometidas y su cuerpo iniciará una degeneración lenta, susceptible a enfermedades.

Independientemente de lo que digan todos los expertos, al final del día, la decisión para mejorar e invertir en su nutrición y el plan que quiere seguir depende de usted. Infórmese. Aprenda sobre las comidas que lleva a su boca y las bocas de su familia. Como se ve, se siente, y piensa solo mejorara cuando usted se apropie de su estilo de vida dietético. Vuélvase N-O-R-M-A-L, y recuerde elegir comidas que son

- Naturales
- Orgánicas
- Crudas
- Servidas en Moderación
- Alcalinas
- Vivientes Para Vivir Una Vida Longeva

10

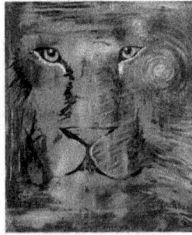

Evitar que lo Estresante
Se convierta en Angustiante

No se inquiete ni preocupe. En vez de preocuparse, ore. Deje que las peticiones y alabanzas conviertan sus preocupaciones en oraciones, dejándole saber a Dio sus preocupaciones.

Filipenses 4:6

La mejor arma contra el estrés es nuestra habilidad para escoger un pensamiento sobre otro.

William James

Cuando comencé a jugar deportes competitivos hace décadas, rápidamente aprendí lo que acaba de reiterar un estudio en el Reino Unido: un poco de estrés da una ventaja competitiva. En este estudio, los atletas que intentaron reducir su estrés pre-juego al calmar sus nervios y ritmo cardiaco también bajaron su confianza, disminuyeron sus reflejos y redujeron su ventaja atlética.

Aunque rara vez dormí bien la noche antes de una competencia y experimente esos nervios pre-juego de mariposas en el estómago, explosiones de adrenalina, músculos tensos y respiración rápida, entendí que todo funcionaba a mi favor. Mi cuerpo se estaba preparando para su "lucha o huida" y para estar en un estado competitivo óptimo. Mis sentidos se agudizaron; mi enfoque y tiempo de reacción aumentaron. Mi respuesta al estrés estaba funcionando como había sido diseñada: para ayudar a protegerme, o en este caso, ayudarme a ganar el juego.

Pero también sabía que era temporal porque ninguno está diseñado para vivir en una condición estresada 24 horas y 7 días a la semana. Después de cierto punto, todo ese estrés bueno se convierte en angustia. El cuerpo se debe recuperar o volverse tan sobrecargado y fatigado que su vitalidad se agota lentamente.

Aumento de Trastornos por Estrés

El estrés se ha convertido en una forma de vida en nuestra cultura americana. El estrés negativo en el lugar de trabajo y en el hogar se ha vuelto tan común y epidémico que el Instituto de Estrés Americano estima que de 75 a 90 por ciento de las visitas a la oficina de un médico de cuidado primario están relacionadas con desordenes por estrés.

Muchas personas atrapadas en esta locura ni siquiera se dan cuenta de lo estresadas que están realmente hasta que sus cuerpos comienzan a decirles por medio de docenas de señales y síntomas cada día: dolores de cabeza, dolores de espalda, presión arterial alta, colesterol alto, desordenes estomacales, depresión, ansiedad, enfermedades cardiovasculares, problemas musculoesqueléticos y respuesta inmunológicas deficientes. El estrés también esta correlacionado con derrames cerebrales, cáncer y enfermedades cardiacas.

Identificando sus Detonadores de Estrés

¿Es posible tener una vida sin absolutamente nada de estrés? Lo dudo, pero si es posible tener una vida donde usted controle sus efectos emocionales y físicos dañinos y alivie su impacto negativo.

Todas las personas responden a situaciones estresantes de manera diferente de acuerdo a sus genes, personalidad y experiencias de vida. Veinticinco por ciento de las personas dicen que su trabajo es el principal culpable. Para otros, es cuidar de sus hijos pequeños o padres mayores, o por cultivar relaciones. Si usted se está sintiendo anormalmente estresado, necesita descubrir cuál es el detonante y como responde generalmente a ese estrés. Entonces puede comenzar a abordar cada una de las situaciones y descubrir nuevas formas vivificantes para manejarlas. Algunas pueden tener soluciones fáciles, como un simple cambio de horario, pero otras pueden requerir que usted tome algunos pasos valientes y deliberados.

- Tome control de su actitud y percepciones. Lo que hace que el estrés sea tan toxico y ponga en riesgo la vida es la forma en que usted lo procesa. El estrés no se trata de lo que sucede; se trata de cómo responde a lo que sucede. Tome control de sus patrones de pensamiento. Elimine la actitud negativa. Deje de esperar lo peor y enfóquese en las muchas cosas que están bien. Reciba retroalimentación y apoyo de otros que tienen una perspectiva positiva y diferente de la situación.

- Simplifique su vida. Despeje su vida. Elimine cualquier cosa que no esté utilizando o ya no necesite. Evalué sus prioridades y limpie su calendario al decirle si solo a las actividades que sean más importantes para usted y su familia. No intente ser el mejor en hacer varias cosas al tiempo. Investigaciones recientes han demostrado que las personas que hacen varias cosas a la vez se distraen con más facilidad y son menos capaces de concentrarse que las personas que casi nunca hacen varias cosas a la vez.

- Cambie sus patrones de sueño. Sea diligente para obtener una buena noche de descanso. Un sueño adecuado mejora la función cerebral. Un cuerpo y mente descansados pueden resolver los eventos estresantes del día con más facilidad y ponerlos en una perspectiva apropiada.

- Haga ejercicio regularmente. El ejercicio es bueno para la mente y las emociones al igual que parar el cuerpo. El ejercicio aeróbico ayuda a eliminar las toxinas del estrés mientras libera estimulantes como las endorfinas y norepinefrinas que actúan como antidepresivos y le dan un sentido de bienestar. Los ejercicios de estiramiento le pueden ayudar a reducir la tensión y relajar músculos tensos.

- Aprenda como relajarse. Los americanos tienen dificultad para calmarse. No solo tienen menos tiempo de vacaciones pagas que otros países industrializados, sino que solo el 57% de empleados Estadounidenses realmente utilizan el tiempo de vacaciones asignado. ¿Cuándo fue la última vez que tomo unas vacaciones relajantes? ¿Tiene citas con su conyugue? ¿Está disfrutando de un ejercicio o visita el gimnasio? ¿Pasa suficiente tiempo con sus seres queridos? ¿Programa incluso unos cuantos minutos de cada día para sentarse relajadamente y leer, pensar o reflexionar sobre lo que es más importante para usted?

Una persona dijo una vez, "El tiempo para relajarse es cuando ya no tenga tiempo para hacerlo." No trabaje tanto para "salir adelante" en la vida sin encontrar tiempo para disfrutar lo que ya tiene a la mano.

11

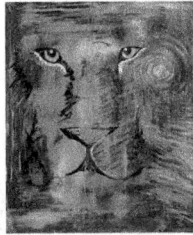

Infrarrojo Lejano – Rayos Vitales Para Días Saludables

Creo que puede prescindir de la mitad de sus médicos si solo consultara al Dr. Sol con más frecuencia.

Henry Ward Beecher

El arte de sanar viene de la naturaleza y no de un médico.
Por lo tanto, el médico debe comenzar desde la naturaleza con una mente abierta.

Paracelso

Dios diseño la energía del sol para que nos ayudara a vivir vidas largas y saludables. A menudo escuchamos lo dañinos y causantes de cáncer que pueden ser los rayos ultravioleta del sol, pero rara vez nos dicen que más de la mitad de los rayos del sol están en el rango de Rayos Infrarrojo Lejanos (RIL) y son particularmente sanadores y vivificantes. Todas las formas de vida en la tierra dependen del Infrarrojo Lejano y solo viviríamos dos semanas en el planeta tierra sin él.

Invisible pero Sanador

La luz que recibimos del sol todos los días está compuesta por diferentes tipos de ondas electromagnéticas. El espectro va de ultravioleta y violeta en el lado de ondas cortas, a rojo e infrarrojo en el lado de ondas largas. Las ondas UV más cortas generalmente son más dañinas para las células vivientes mientras que las ondas más largas en el lado rojo e infrarrojo son más benéficas y sanadoras.

Las ondas de RIL de la luz del sol y energía natural son totalmente invisibles para el ojo humano pero capaces de penetrar hasta dos pulgadas de profundidad en el cuerpo humano. Las absorben las células y activan las funciones corporales importantes.

La NASA descubrió que los RIL son la onda de luz más benéfica y segura y ha utilizado este material en los trajes espaciales de los astronautas desde la década de los 60s para ayudar a mantener la temperatura corporal en el espacio. A comienzos de los 80s, las investigaciones de la NASA concluyeron que la estimulación de RIL era la forma ideal para mantener el sistema cardiovascular de nuestros astronautas en forma durante vuelos espaciales largos.

Obtener Nuestra Dosis Diaria de RIL

Cuando recibimos la cantidad suficiente de esta energía, nuestros cuerpos se sienten saludables y aumentamos nuestra resistencia contra enfermedades. Pero cuando el nivel de Infrarrojo Lejano que se está produciendo es bajo, somos más propensos a las enfermedades y el proceso de envejecimiento se acelera.

Por nueve veranos, enseñe tenis en el ambiente inmaculado de Gstaad, Suiza. Estando afuera en el aire saludable de montaña y con suficiente luz natural del sol me sentía revitalizado y revigorizado cada día, incluso con horarios frenéticos y la actividad física al máximo. Pero la mayoría de nosotros no vivimos en un ambiente tan limpio ni tenemos horarios que nos permitan un tiempo saludable en el sol. Así que debemos depender de otras maneras de obtener los buenos RIL del sol todo el año sin sobreexponernos a los rayos negativos.

Incluso si recibimos e irradiamos energía de manera natural, nuestros niveles a menudo necesitan un estímulo de energía para una sanación óptima. En su estudio de RIL, el doctor Tsu-Tsair Oliver Chi concluyó que los tejidos que necesitan un estímulo en su producción absorben selectivamente RIL. Después de que el tejido absorbe al máximo lo que necesita, los rayos restantes siguen su curso sin causar daño.

Nuevas Formas de Aprovechar los RIL

Con la gran cantidad de avances tecnológicos, ahora es posible estar expuestos a RIL por horas sin la preocupación de quemarse la piel. Los RIL se están aprovechando en muchos productos que están ganando popularidad en los Estados Unidos, incluyendo saunas, secadores para el cabello, soportes para articulaciones y joyería.

Los RIL también se están popularizando en la tecnología de sueño avanzada. Las colchas desarrolladas con materiales de RIL reciben energía de entrada constantemente y la reflejan como un calor suave, que el cuerpo libera. Esta energía reflejada equilibra el calor del cuerpo para una noche cómoda y relajante de sueño. Una ventaja adicional es que la energía de RIL inhibe la proliferación de ácaros de polvo.

Saunas para Quemar Calorías

La energía de RIL liberada en un sauna puede quemar hasta 600 calorías en 30 minutos (el equivalente a correr de 4-6 millas) mientras desintegra la acidez en el cuerpo donde se generan todas las enfermedades. Estas son muy buenas noticias para el 60% de la población del país que puede estar lesionada o que tiene tanto sobrepeso que el ejercicio es difícil o imposible en las etapas tempranas en su viaje al bienestar. La sauna de infrarrojo de calor radiante ofrece el beneficio de ejercicio sin el indebido estrés al esqueleto, músculos, y tejidos asociados. Las temperaturas cómodas en los saunas se mantienen en alrededor de 120 grados en vez de 190-200 grados en saunas normales. La piel recibe una limpieza profunda a medida que el cuerpo se limpia de toxinas.

Rayos que Desafían el Cáncer

Muchos casos han demostrado que los RIL son benéficos en la batalla del hombre contra el cáncer. Uno de los mayores beneficios de los RIL es su potencial para ayudar a destruir células cancerosas sin afectar las células que están alrededor. La lógica tras esta teoría es que después de cierta temperatura corporal interna, las células cancerosas quedan comprometidas y eventualmente mueren, mientras que las células saludables no tienen inconveniente en regularse a la temperatura aumentada de las células. Los saunas de RIL operan a alrededor de los 120 grados mientras que las células cancerosas mueren a alrededor de los 109 grados.

La circulación y desintoxicación son ayudadas a medida que la energía de RIL asiste a las moléculas del cuerpo para vibrar más vigorosamente, permitiendo una mayor absorción de nutrición y oxígeno en las células. Los RIL ayudan a estimular una producción mayor de glóbulos blancos en la medula ósea y células asesinas T por el timo, ofreciendo una mejor inmunidad contra muchas enfermedades y males. Los RIL también reducen la inflamación e hinchazón al aumentar el flujo linfático además de estimular la actividad de las enzimas.

Ayuda para Personas que Sufren de Artritis

El número creciente de personas que sufren de artritis puede encontrar que los productos de RIL son particularmente útiles. La artritis afecta a personas de todas las edades. Los RIL son una terapia segura para cualquier edad y le ayudan al cuerpo a repararse naturalmente, reduciendo la necesidad para depender de calmantes tóxicos y adictivos. Ayuda a mejorar la circulación y disminuye la inflamación y el malestar al aliviar la rigidez de las articulaciones y el dolor.

Existe aún más evidencia científica que apoya las diferentes formas en que los RIL mejoran la función de todo el cuerpo, incluyendo reducir la acidez y el estrés, promover la reconstrucción de tejido lesionado, estimular la actividad de enzimas y metabolismo, y promover la eliminación de grasas, químicos y toxinas de la sangre. En todo lugar, la terapia de RIL es uno de los métodos más seguros, más naturales, libre de drogas y no invasivos para aliviar el dolor, restaurar la energía y estimular el sistema inmunológico para que el cuerpo pueda hacer lo que estaba diseñado para hacer – curarse.

12

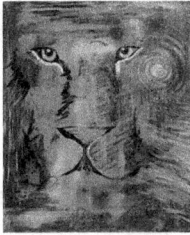

CEM – La Plaga Invisible de Hoy

Si desea entender los secretos del Universo, piense en energía, frecuencia y vibración.

Nikola Tesla

Para poder cambiar debemos estar enfermos y cansados de estar enfermos y cansados.

Autor Desconocido

A menudo son las cosas que no vemos las que más nos lastiman. Los campos electromagnéticos (CEM) son una de esas cosas. Ha sido llamado el problema emergente de la salud del siglo 21 y uno que está poniendo en peligro la salud de nuestro planeta.

Alrededor nuestro existen fuentes naturales de CEM. Pero son los campos generados por fuentes artificiales los que están causando una mayor preocupación y riesgo a la salud. A diario somos inundados con CEMs cuando sostenemos el teléfono celular contra la cabeza, a veces por horas, o cuando nos sentamos frente al computador en la oficina con luces fluorescentes. Tenemos una exposición aun mayor a CEM cuando conducimos nuestros carros que están cargados con hasta 200 emisores solo en el panel de instrumentos. En el hogar, metemos una comida al microondas y nos sentamos frente a un televisor de pantalla grande con nuestros computadores o iPads sobre las piernas. Luego nos acostamos bajo una colcha eléctrica que nos satura con radiación eléctrica toda la noche mientras dormimos.

Pocos de nosotros podemos imaginarnos un mundo sin las comodidades que han revolucionado nuestras vidas en las últimas décadas. Pero la mayoría de las personas no se dan cuenta del alarmante daño que están causando a nuestros cuerpos y los cuerpos de nuestros hijos a medida que nos exponen a más de un millón de veces más smog eléctrico en nuestros hogares, carros y lugares de trabajo que nuestros abuelos. Se estima que un 35% de la población puede tener síntomas de sensibilidad eléctrica y aun así estar completamente inconscientes de ello.

El Impacto Alarmante de la Niebla Invisible de los CEM

La Organización Mundial de la Salud recientemente cambio sus políticas, declarando que creían que los campos electromagnéticos producidos por teléfonos celulares posiblemente eran carcinógenos, poniendo a los seis mil millones de usuarios a nivel mundial en riesgo de tumores cerebrales malignos.

Otro reporte reciente dice que vivir en esta niebla invisible de CEM que se encuentra en electrodomésticos, cables de energía y dispositivos inalámbricos nos está exponiendo a más Alzheimer, cáncer de seno, enfermedad de Lou Gehrig, melanomas malignos, asma, e interrupción de la función cerebral.

El Dr. David Carpenter, Decano de la Escuela de Salud Pública, Universidad Estatal de Nueva York, concluye que es posible que hasta un 30% de todos los canceres de infancia son el resultado de exposición a CEM. Los resultados de un estudio piloto relaciono el autismo con los niveles de radiación electromagnética en la habitación de la madre durante el embarazo. Esta información piloto sugiere ampliamente que la radiación electromagnética en el ambiente de sueño de la madre durante el embarazo, al igual que la radiación electromagnética en el ambiente de sueño del niño, puede ser un factor clave que contribuye, si no ser el causante, de la deficiencia neurológica en niños, incluyendo autismo.

La reproducción celular se interrumpe con la alteración constante de CEM, y se afecta el delicado biorritmo de nuestros cuerpos. Un reporte del Departamento de Salud de California concluyo que el CEM puede causar leucemia y canceres de cerebro en adultos, y puede ser el responsable por hasta un 10% de todos los abortos espontáneos. El Profesor Dennis Hinshaw de la Universidad de Bristol dice que "una gran y sustancial cantidad de evidencia indica un rango de efectos adversos de salud, incluyendo hasta 9.000 casos de depresión."

Otras condiciones y enfermedades relacionadas con la exposición a radiación electromagnética incluyen una desaceleración de las ondas del cerebro, afectar la claridad mental a largo plazo, ADD, desordenes de sueño, depresión, problemas cognitivos, irregularidades cardiovasculares, trastorno hormonal, desordenes del sistema inmunológico, cambios en metabolismo, estrés, problemas de fertilidad, aumento en la permeabilidad de la barrera de la sangre del cerebro, trastorno mineral y muchos canceres.

El Creciente Peligro de los Teléfonos Celulares

El debate sobre si los teléfonos celulares son peligrosos para nuestra salud ha continuado por más de 20 años. Aunque la industria celular de $200 mil millones de dólares financia la investigación, no está ansiosa por compartir los hallazgos negativos con el público, especialmente información actualizada que da toda indicación que los teléfonos celulares causan tumores cerebrales, tumores de la glándula salival y cáncer de ojos. Una agencia que trabaja por medio de la Organización Mundial de la Salud clasifico la exposición a la radiación de teléfonos celulares como un posible carcinógeno en la misma categoría de DDT, plomo y el gas del tubo de escape.

Debido a que los niños tienen cerebros en desarrollo y cráneos más delgados, son afectados más severamente por la radiación CEM. Una llamada de dos minutos puede alterar la función del cerebro en un niño por una hora. La alteración en las ondas cerebrales puede dar como resultado una falta de concentración y pérdida de la memoria al igual que la inhabilidad para aprender y el comportamiento agresivo.

Tal vez más inquietante sea el estudio que indica que los niños nacidos a madres que utilizaron teléfonos celulares solo dos o tres veces al día durante el embarazo demostraron un aumento significativo en hiperactividad y otros problemas conductuales y emocionales. No sorprende que en algunos países a los niños se les prohíba o desanime a utilizar teléfonos celulares. Pero aquí en los Estados Unidos, la publicidad de teléfonos celulares dirigida hacia los preadolescentes es un mercado creciente.

Como Protegerse y Proteger a su Familia de CEMs

Los efectos adversos del electrosmog puede tomar décadas para apreciarse, pero parece haber una preocupación y reconocimiento mayor en algunos niveles del gobierno de concientizar a los consumidores sobre el riesgo de la radiación electromagnética. En 2011, San Francisco se convirtió en la primera ciudad en promulgar una ordenanza de teléfonos celulares que requiere educación y recomendaciones al consumidor en el punto de venta, incluyendo limitar el uso de teléfonos celulares para niños y promover el uso del manos libres, parlante o mensajes de texto.

La electricidad es un parte inseparable de nuestra sociedad contemporánea, pero existe un número de cosas adicionales que se pueden hacer para reducir CEM en su hogar y lugar de trabajo:

- Coloque escudos CEM en los dispositivos electrónicos, particularmente teléfonos celulares y computadores donde recibimos la mayor parte de nuestra exposición negativa. Los escudos ayudan a neutralizar los efectos dañinos de la exposición a electro-contaminación.
- No duerma bajo una colcha eléctrica o al lado de otro dispositivo eléctrico, incluyendo su teléfono celular.
- No se siente muy cerca de su televisor o su computador. Evite colocar su portátil en las piernas, especialmente cuando está conectado.
- Deshágase de su horno microondas. No solo filtra radiación electromagnética, sino que convierte sustancias cocinadas en productos carcinógenos peligrosos y tóxicos para los órganos.
- Evite vivir cerca de cables de alta tensión (a por lo menos 100 yardas).
- Desconecte todos los cables y dispositivos que no se estén utilizando y limite el uso de dispositivos eléctricos en la habitación.
- Evite instalar iluminación fluorescente compacta (CFL) de ahorro de energía y tubos fluorescentes halógenos de bajo voltaje (12 voltios).
- Utilice productos magnéticos y de Infrarrojo Lejano para ayudar a restaurar la energía del cuerpo y disminuir el efecto a la exposición a CEM.

Rara vez se toma en serio el CEM como un peligro para la salud. Es difícil para muchas personas creer o considerar que el estilo de vida normal y diario de nuestra sociedad moderna sea peligroso. Pero un poco de precaución puede lograr mucho ayudando a protegerlo a usted y su familia de la epidemia invisible.

13

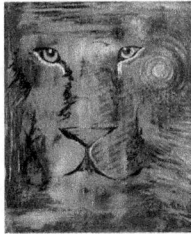

La Condición de Su Columna
Condiciona Su Salud

La columna es una cuerda salvavidas.

Jack LaLanne

Infórmese sobre la columna, porque este es el requisito para muchas enfermedades.

Hipócrates 450-357 A.C.

Si una inspección revelara que las vigas de soporte y el marco en su hogar estaban peligrosamente debilitados o no estaban alineados de la manera apropiada para sostener la estructura, probablemente usted tomaría medidas para remediar el problema antes de que se colapse su casa. ¿Pero cuanta atención y cuidado le ha puesto a la estructura y sistema de soporte de su propio cuerpo, el principal soporte "viga" de su cuerpo?

El Dolor de Espalda y la Debilidad de los Músculos No Son Inevitables

La columna enfrenta muchos retos durante una vida típica especialmente a medida que envejecemos, pero pocas personas priorizan el mantenimiento de sus columnas de la manera que se debe. Ocho de diez Americanos tienen problemas de espalda por una lesión descuidada o de sobreuso constante y falta de cuidado de la columna.

El dolor de espalda, inmovilidad, debilidad de los músculos, y perdida de movimiento de las articulaciones son fácilmente aceptados como señales inevitables del envejecimiento. Pero conozco personas en sus sesentas, setentas y mayores cuyos cuerpos tienen mucha más movilidad que algunos en sus veintes porque han tomado la iniciativa de mantener sus columnas en buenas condiciones.

Justo después de jugar el Abierto de Tenis de los Estados Unidos de 1969, mi espalda me dolía mucho. Generalmente me causaba incomodidad durante el día e interrumpía mi sueño en la noche. Esto continuó por años hasta que hice mi primera visita al médico quiropráctico. Una vez me alineo la columna, mis músculos comenzaron a relajarse y mi movilidad mejoro considerablemente. Adquirí un nuevo entendimiento de mi espalda y columna, lo cual facilito mi entendimiento sobre cómo me metí en problemas con mi espalda inicialmente.

Eso fue hace más de 30 años y me están haciendo ajustes regulares desde entonces. Estoy seguro que esta es una razón por la cual logre clasificar nacionalmente en tenis a la edad de 64 años y continuo jugando baloncesto en cancha completa para divertirme con algunos muchachos más jóvenes que yo.

Salud de la Columna: Un Indicador Clave de la Salud en General

Hace mucho que la medicina oriental ha visto la condición de la columna de una persona como uno de los indicadores claves para la salud del cuerpo de la persona. La medicina occidental e individuos conscientes de su salud también están comenzando a entender la relación. La quiropráctica es ahora la segunda mayor profesión de salud primaria y la de más rápido crecimiento en los Estados Unidos.

La columna es lo que nos permite ponernos de pie, movernos y proteger nuestra medula espinal y nervios. Es el enlace vital de nuestro cerebro con el resto de nuestro cuerpo. Con el tiempo las caídas, esfuerzos, mala postura y músculos debilitados pueden causar una mala alineación de las vértebras de la columna, generando dolor crónico en el cuerpo. Cuando usted ajusta y fortalece su columna, el sistema nervioso del cuerpo y la biomecánica (postura) del cuerpo se maximizan, ayudando a restaurar el cuerpo a su estado natural de salud óptima.

Ejercicio para la Salud de la Espalda

Junto con ajustes regulares de la columna, la mayoría de las curas para una espalda fuerte y una columna saludable requieren de ejercicio para fortalecer los músculos que se conectan con la columna. Si los músculos alrededor de la columna están equilibrados y fuertes, el cuerpo se levantará derecho y fuerte.

Los músculos abdominales bien condicionados reducen el estrés en las estructuras de la columna. Pero en una sociedad sedentaria, nuestros músculos abdominales generalmente no reciben mucho ejercicio durante actividades normales. Nos sentamos en un escritorio todo el día y luego nos vamos para la casa y nos sentamos en el sofá o la cama a ver televisión o trabajar un poco más en la computadora. Trabajamos demasiado algunos músculos y no utilizamos otros para nada, creando un desequilibrio y estrés antinatural en el cuerpo.

Con una alineación apropiada, nuestros huesos, no nuestros músculos, soportan nuestro peso, reduciendo el esfuerzo y la distensión. Y dado que nuestro cuerpo exige una alineación, nos avisara cuando está mal, dándonos todo tipo de indicaciones como dolor crónico, espasmos musculares y nervios comprimidos.

Un Mejor Bienestar de la Columna y la Espalda Esta a su Alcance

Con los años he utilizado tinas de hidromasaje, saunas de Infrarrojo Lejano, masajes, colchonetas de micro-corrientes, y estiramiento para ayudar a mantener mi columna saludable. Yoga y Pilates también son un buen par de hábitos buenos de mantenimiento que ofrecen fuerza, relajación y flexibilidad.

Para mantener su columna fuerte y saludable, recomiendo estas cosas:

- Visite un quiropráctico experimentado para revisar si su columna está preparada para el estilo de vida que usted desea.
- Haga ejercicio y estiramientos. Encuentre lo que funciona para usted. Caminar y terapia acuática (en agua sin cloro) son dos de las formas de ejercicio de bajo impacto que son extremadamente benéficas sin la posibilidad de lesiones o distensión adicional y ofrecen un estímulo natural para un proceso de sanación. La falta de ejercicio realmente puede empeorar su dolor.
- Consuma calcio adecuado para garantizar vertebras fuertes en su columna.
- Tome suficiente agua para hidratar los discos vertebrales y los tejidos y músculos circundantes.
- No fume. Los fumadores están más propensos a sufrir de dolores de espalda que los no fumadores porque la nicotina restringe el flujo de sangre a los discos que amortiguan sus vertebras.

- Cuide su postura. La mala postura distorsiona la alineación de los huesos y contribuye a condiciones tales como fatiga muscular crónica, rigidez de las articulaciones y menos sangre y oxígeno al cerebro.

Lo que sea que crea sobre la condición de su espalda ahora, debe pensar en la prevención. No tome la salud de su columna por sentada, ni espere hasta que tenga dolor. La condición de su columna afectara su nivel de movilidad y actividad por el resto de su vida.

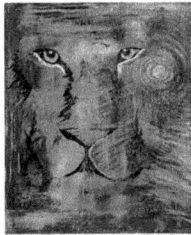

14

Micro-corrientes – La Medicina Sanadora de la Energía

La vida no es meramente estar vivo, sino estar bien.

Martial, 66 D.C.

Realinear su vida con las leyes de la naturaleza – esto y solo esto constituye vivir para vivir.

Herbert Shelton

La Medicina de Energía es un término con el cual me familiarice inicialmente a finales de los 90s. En el colegio, nunca estuve muy interesado en la ciencia y los principios de la energía, pero me cautivo el día que escuche a un grupo de profesionales de la salud acordar que muchos de los avances del futuro serían en el ámbito de la tecnología de la medicina de energía.

Ya que estaba involucrado con Nikken, entendí que necesitábamos la energía de la tierra para vivir y tener una calidad de vida saludable. Había sido testigo en muchas, muchas oportunidades de los resultados de los principios de la tecnología magnética avanzada que utilizaba la empresa. Pero quería ver como estaban disponibles otros dispositivos de bienestar electromagnético para ayudar a sanar y extender la calidad de vida y longevidad.

En 2007, uno de mis distribuidores me contó sobre la medicina llamada Arasys que utiliza la tecnología de micro-corrientes para tonificar músculos, aumentar el metabolismo y estimular la desintoxicación. Explicó como cada célula en nuestro cuerpo tiene su propia frecuencia única y necesita un suministro constante de energía para permanecer completamente funcional. Las micro-corrientes son corrientes eléctricas de bajo nivel que ayudan a re-energizar y restaurar las frecuencias normales de las células. La medicina moderna ahora está descubriendo como utilizar las micro-corrientes para tratar dolores musculares y de los nervios, la inflamación y para restaurar funciones.

Arasys fue inventado en 1994 por Gerry Pollock, co-inventor del marcapasos, para ayudar a prevenir la atrofia muscular de condiciones que desgastan los músculos como la Esclerosis Múltiple. Después de que las pruebas clínicas demostraran lo poderosa que era la máquina para generar musculo, tonificar y perder pulgadas, los spas y salones Europeos mostraron interés y Pollock desarrollo un modelo mejorado diseñado específicamente para la industria de la belleza. Su modelo más nuevo, Arasys III, se lanzó en los Estados Unidos en 2005, utilizando micro-corrientes de baja intensidad para activar todos los procesos biológicos involucrados en el ejercicio físico.

Volé a California a una exposición de antienvejecimiento para experimentar de primera mano los beneficios de esta máquina. Me habían dicho que un tratamiento abdominal de 45 minutos con el Arasys equivalía a varios cientos de ejercicios abdominales. Estuve conectado a la maquina por solo 20 minutos, pero perdí tres cuartos de pulgada de mi cintura. Me convertí en un creyente del poder de la tecnología de micro-corrientes en ese momento.

Pero había mucho más. Me lleve la verdadera sorpresa cuando regrese a Atlanta. En mi próximo partido de tenis, jugué como lo había hecho 35 años antes en la universidad. No podía creer lo bien que me sentía. Pase de número seis en dobles a número uno en dobles en el próximo mes en mi equipo USTA.

Muchas condiciones de dolor responden a la terapia de micro-corrientes. Este tratamiento envía corrientes específicas y de muy baja frecuencia a áreas problemáticas en cualquier lugar del cuerpo. Las corrientes, que se personalizan de acuerdo al tipo de tejido, estabilizan las células y causan un incremento notable en la energía celular, al igual que una reducción en la inflamación. A menudo el resultado es un alivio profundo del dolor.

Dado que la terapia de micro-corrientes puede enviar frecuencias específicas a tejidos objetivo, es un excelente tratamiento para condiciones tales como artritis, dolor de espalda, fibromialgia, dolores de cabeza, ciática, lesiones deportivas, y heridas que sanan lentamente. Las corrientes se personalizan para cada tipo de tejido, estabilizando células e incrementando la energía celular, que a menudo da como resultado un gran alivio para el dolor.

El Lado Bello de la Tecnología de Energía

¿Quién dice que no podemos utilizar la energía del universo para ser más bellos al igual que saludables? Estaba tan impresionado con la maquina Arasys que compre el Arasys para el cuerpo al igual que el Perfector, que utiliza la tecnología de micro-corrientes para un estiramiento facial sin cirugía.

El Perfector es un dispositivo computarizado que genera nuevo tejido, purifica y desintoxica la piel y levanta músculos caídos.

Es una excelente opción para cualquiera que quiera algo más que un tratamiento facial pero nada tan extremo o invasivo como un estiramiento facial quirúrgico.

El Perfector imita las señales de regeneración y reparación biológica del cuerpo para causar un efecto a nivel celular. Tonifica cada célula y musculo en la cara mientras engrosa la piel, aumenta el colágeno y la elastina. Los tratamientos Perfector son una emocionante opción para aquellos que buscan librarse de arrugas y problemas de la piel o levantar músculos caídos.

Estimulación de Resonancia Magnética

Otro uso de las micro-corrientes es la estimulación de resonancia magnética (MRS). Las células en nuestros cuerpos constantemente vibran y requieren de energía para hacerlo. Los sistemas MRS se han desarrollado para restaurar la energía perdida y resonancia celular deteriorada a un estado saludable y normal de vibración. Le permiten a la célula recibir hasta 200% más oxígeno, un increíble disuasorio de enfermedades. Las colchonetas MRS se han utilizado ampliamente en Europa por varias décadas y ofrece un amplio espectro de terapia para muchos problemas comunes de salud.

La medicina de energía ha sido un protocolo estándar en Asia y Europa por mucho tiempo, ayudándoles a pacientes a evitar cirugías y reducir o eliminar la necesidad de utilizar medicinas prescritas al asistir al cuerpo en el proceso de auto-sanación.

En los Estados Unidos, se está convirtiendo rápidamente en un favorito de atletas profesionales y equipos deportivos y es más aceptado y disponible para no atletas que buscan alivio del dolor y mejoras a su bienestar y apariencia. Un número creciente de profesionales de la salud creen que el próximo gran avance en el bienestar vendrá por medio de la medicina de energía.

15

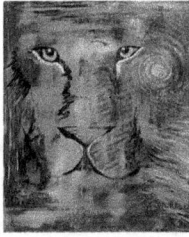

Las Pequeñas Cosas Traen Grandes Beneficios Para la Salud

Hace mucho ha sido un axioma mío que las cosas pequeñas son infinitamente más importantes.

Arthur Conan Doyle

Tenga fe en las cosas pequeñas porque es en ellas que esta su fortaleza.

Madre Teresa

Algunas veces nuestro bienestar general se encuentra en las cosas pequeñas y "obvias" de la vida. Tomar unos segundos para leer los ingredientes en la etiqueta de una comida o tomar unos minutos para investigar los efectos de una medicina que está considerando utilizar, puede alterar su vida. A menudo la mayor sabiduría sobre la salud se encuentra en aquellas cosas que hemos dado por sentadas o escuchado tantas veces anteriormente que hemos dejado de escuchar. Así que, aprecio cuando alguien me alienta con un recordatorio de sabiduría obvia pero frecuentemente ignorada, como lo estoy haciendo con usted en este capítulo.

¡Cuidado Donde Pisa!

Las caídas se vuelven más y más peligrosas a medida que envejecemos. El Centro para el Control de Enfermedades reportó en 2009 que hubo aproximadamente 2.2 millones de caídas no fatales en los Estados Unidos y estas fueron la primera causa de muerte por lesiones entre personas mayores. En 2008, casi 20,000 americanos de la tercera edad murieron por heridas relacionadas con caídas accidentales.

A medida que envejece nuestro cuerpo, las caídas se vuelven más y más peligrosas. Resbalarnos en la ducha o dar un mal paso puede dar como resultado una cadera rota, ligamentos rotos en la rodilla, fracturas, hematomas, contusiones o peor. Incluso caminar por la acera se puede convertir en un peligro para la salud cuando la superficie no está nivelada o aparece el bordillo inesperadamente.

Cuando usted está subiendo o bajando escaleras, tenga cuidad donde pisa y utilice el pasamanos (por eso está ahí). Utilice zapatos con suelas que tengan agarre. Utilice un tapete anti-deslizante en su ducha y tina. Elimine peligros en su hogar tales como cables eléctricos de sus senderos y zonas de alto tráfico y asegure tapetes sueltos. Si a usted le gusta trotar, mire donde coloca cada paso y mire delante de usted de 10 a 20 pies para ver que se aproxima. Rocas, raíces, aceras o pavimento roto o desnivelado les han causado muchos tropiezos y caídas a los corredores.

Desintoxicar, Desintoxicar, Desintoxicar

La carga toxica que se acumula en nuestros cuerpos es una de las mayores amenazas a nuestra calidad de vida y longevidad hoy en día. Incluso si nos alimentáramos con la dieta perfecta, continuaríamos estando en sobrecarga toxica por la crema dental que utilizamos, el agua que tomamos y utilizamos al bañarnos, el aire que respiramos, al igual que los jabones, lociones y perfumes que disfrutamos. No hay forma de evitar los miles de químicos que encontramos en nuestras vidas a diario.

Afortunadamente, la desintoxicación es parte del proceso normal de nuestro cuerpo para ayudarnos a eliminar y neutralizar las toxinas a través del colon, hígado, riñones, pulmones, linfa y piel. Pero con la recarga de contaminación, químicos, comidas procesadas, proteína animal, grasas trans y saturadas, y cafeína hoy en día, nuestros cuerpos están luchando para seguir el ritmo. Sin una desintoxicación adicional, las toxinas peligrosas permanecerán dentro de nuestros tejidos.

Un programa regular de desintoxicación a corto y largo plazo, de dietas de limpieza especial y colónicos, ayudaran a mantener nuestro cuerpo saludable. Hable con su profesional de la salud sobre que método utilizar cuando se trata de desintoxicación, especialmente si está tratando con una enfermedad inmunocomprometida como el cáncer, la artritis y la diabetes. Desintoxíquese y mire como se restaura su cuerpo a su energía, equilibrio y salud.

No Olvide la Sal

Siempre he creído que todos nuestros retos de salud se pueden resolver con los ingredientes puestos en la Tierra por Dios. Cada año, encuentro más y más evidencia que comprueba que la nutrición, el agua y la sal pueden resolver muchas crisis mayores en nuestra salud.

¿Sal? ¿Realmente dije sal, el niño de azote por décadas de la mala salud? Si, así es. La sal es un nutriente clave en muchos de nuestros procesos biológicos. Ayuda a mantener un equilibrio apropiado de fluidos en nuestro cuerpo y es utilizado para transmitir información en nuestros nervios y músculos. Nuestras células no pueden funcionar sin ella.

Han existido suficientes inconsistencias y contradicciones sobre la sal en estudios pasados para hacernos dudar sobre si reducir el consumo de sal realmente mejora la salud en la población general. Algunas investigaciones sugieren incluso que reducir el consumo de sal puede aumentar el riesgo de muerte.

Dado que nuestros cuerpos no la pueden producir, debemos consumirla. Solo un 12% de sodio se da naturalmente en las comidas mientras que, según el CDC (Centro para el Control de Enfermedades), un 77% del sodio en la dieta promedio viene de comidas procesadas y comidas de restaurantes y solo un 5% viene de la comida preparada en casa.

En vez de botar su salero, elimine de sus estantes lo que tiene sal en exceso, comidas altamente procesadas y la sal de mesa ordinaria con sus aditivos y químicos tóxicos. Luego disfrute una moderación de sal natural y sin refinar en su mesa con sus comidas saludables, preparadas en casa.

Maneje su Peso

De acuerdo al CDC, más de una tercera parte de los adultos Estadounidenses y aproximadamente un 17% de niños y adolescentes de edades entre 2 y 19 años son obesos. Ya que ha aumentado la prevalencia de obesidad en nuestra población, al igual que las condiciones relacionadas con la obesidad como enfermedades cardiacas, derrames cerebrales, diabetes tipo 2, y ciertos tipos de cáncer. Nuestra adicción a comidas nutricionalmente carentes y mega porciones nos está matando, literalmente!

Cada libra de grasa que aumente produce siete millas de vasos sanguíneos nuevos. Imagínese la carga que representa esas libras adicionales en su corazón. Por el lado positivo, cada libra que usted pierde da como resultado una reducción de cuatro libras en la carga a la articulación de la rodilla o presión a las rodillas. Si usted perdió diez libras, puede tener un total de 48.000 libras menos de presión por cada milla caminada. A su cuerpo le encantará y lo premiará de tantas maneras maravillosas por cada libra innecesaria que pierda.

La obesidad es un asunto familiar, dañando a niños y destruyendo bolsillos. Los niños que nacen a y viven con padres con sobrepeso tienen más posibilidad de volverse obesos. En 2008, los costos médicos asociados con la obesidad se estimaron en $147 mil millones.

Perder peso es un viaje a una nueva vida llena de comidas nutricionales y maravillosas, y nuevas maneras de cocinar y preparar comidas. Es descubrir la diversión y euforia del ejercicio y una nueva aceptación y entendimiento de usted mismo. Encuentre un camino para perder peso que le parezca bien y fije metas realistas. Y este preparado para cambiar y crecer. Si no está dispuesto a hacer cambios de estilo de vida y dieta a largo plazo, probablemente no tendrá éxito.

Los Hechos Van más al Interior

Queremos vernos bien. De acuerdo al Departamento de Comercio, los americanos gastaron $33.3 mil millones en cosméticos y otros productos de belleza en 2010 intentando hacer precisamente eso. Pero nuestro régimen de belleza debe iniciar primero con nuestra nutrición e hidratación interna y externa. Aunque existe una falta de investigación que demuestre que tomar agua adicional tiene algún impacto en la hidratación y apariencia de la piel, las vitaminas A, B, C y E encontradas en muchas frutas y vegetales han demostrado ayudar a mantener la piel elástica, proteger contra los daños relacionados con el envejecimiento y ayudar con la generación de piel nueva.

Para muchas personas, los cosméticos son la primera solución a la que recurren. Pero incluso si estos productos nos hacen ver hermosos y vibrantes en el exterior, nos pueden dañar en el interior. Una gran cantidad de cosméticos utilizan materiales altamente tóxicos. Solo mire las etiquetas. Si usted ve metil, propil, butil y etil parabeno en los ingredientes, manténgase alejado. Las empresas los utilizan porque son económicos y extienden la vida útil del producto, aunque sean tóxicos para el usuario. Investigue los ingredientes en sus productos de belleza. Recuerde, cualquier cosa que ponga en su cara la está absorbiendo el cuerpo como si se la comiera y tomara.

Utilice cosméticos que son creados sin químicos tóxicos y busque otros métodos naturales para mejorar su apariencia, tales como antifaces magnéticos para ojos que estimulan la producción de colágeno y estimulan la glándula pineal para que segregue más melatonina.

Este Dispuesto a Aceptar Nuevos Productos y Nuevos Enfoques a la Salud

Como alguien nacido en la generación del "baby boom", siempre estoy buscando productos que le ayudaran a mi generación con sus temas únicos de salud. Sé que a medida que continuemos descubriendo los misterios de Dios y Su universo, continuaremos descubriendo nuevos enfoques y soluciones a nuestras necesidades de salud. Oro para que muchos de los temas de salud de mi generación se resuelvan antes de que mis hijos lleguen a la tercera edad.

Una preocupación importante de mi generación es la densidad ósea. Después de los 50, más de la mitad de nosotros tiene una densidad ósea baja. Perdemos tejido óseo y nuestra estructura esquelética puede volverse peligrosamente débil.

Treinta y cuatro millones de personas en los Estados Unidos están en riesgo de tener osteoporosis y diez millones ya han sido diagnosticados con esa condición.

La Nikken Wellness Company (Empresa de Bienestar Nikken) distribuye de manera exclusiva el OsteoDenx®, una fórmula de bio-reposición patentada, desarrollada por el investigador medico internacional y nominado al Premio Nobel, el Dr. Narain Naidu. OsteoDenx® apoya el crecimiento natural de tejido óseo y literalmente ayuda a reconstruir la densidad ósea y mantener los huesos fuertes y saludables de por vida. No es un medicamento recetado ni un suplemento vitamínico que pretende ayudar a retener la masa ósea. OsteoDenx® ofrece un sistema de transporte para reponer el hueso y ayuda al proceso natural del cuerpo de reconstruir tejido óseo. Los estudios de este producto han demostrado un notable aumento de densidad ósea y reducción de inflamación.

Calostro es otro producto de salud que tomo a diario. Es un suplemento nutricional que utiliza calostro, la primera lecha que produce la madre cuando nace un bebe. Extraído de vacas, este suplemento ayuda a fortalecer el sistema inmunológico, órganos, musculo magro, y encoje las células de grasa a la mitad. Después de la primera recomendación de un amigo, se lo sugerí a uno de mis empleados en Atlanta. ¡Ella perdió cinco pulgadas de cintura en la primera semana!

Vi resultados aún más dramáticos con el calostro con una cliente en mi tienda de sauna. Ella quería adquirir uno de mis saunas de gama superior pero sabía que no podía pasar por la puerta de 21 pulgadas por su peso actual. Ella y su hijo habían utilizado todas las dietas, pero sin resultados duraderos. Le recomendé el calostro. Después de unos meses tomando calostro, ella regreso para pedir su nueva sauna. En el primer año, ella perdió 80 pulgadas en total en piernas, brazos y cintura.

Recuerda que son las cosas pequeñas que pueden hacer la mayor diferencia en su programa de bienestar. Sea simplemente cuidando donde pisa, midiendo su consumo de sal o monitoreando su peso, los pequeños detalles de su protocolo de salud pueden generar el impacto más significativo en su vida.

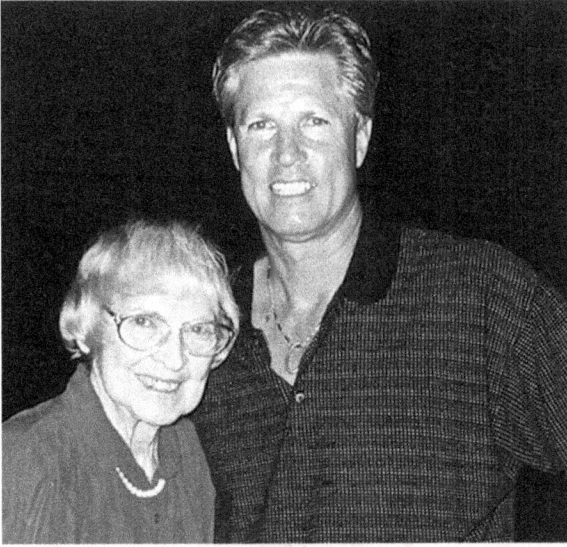

Mi madre, Louise Rapp fue mi más grande fuente de ánimo durante sus 84 años. El dolor que ella sufrió con artritis reumatoide en sus años posteriores inicio mi viaje a descubrir los principios de bienestar natural de Dios.

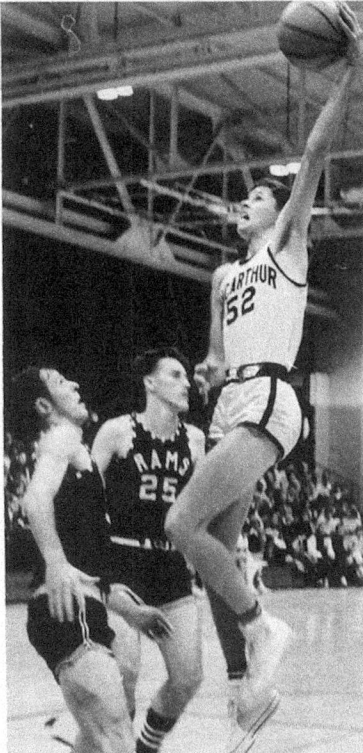

Las palabras sabias de mi madre evitaron que me retirara del baloncesto en secundaria cuando no pude iniciar en el primer juego de mi temporada senior en 1965. Esta foto fue tomada tres juegos más tarde cuando lidere el equipo a la victoria y anote 27 puntos.

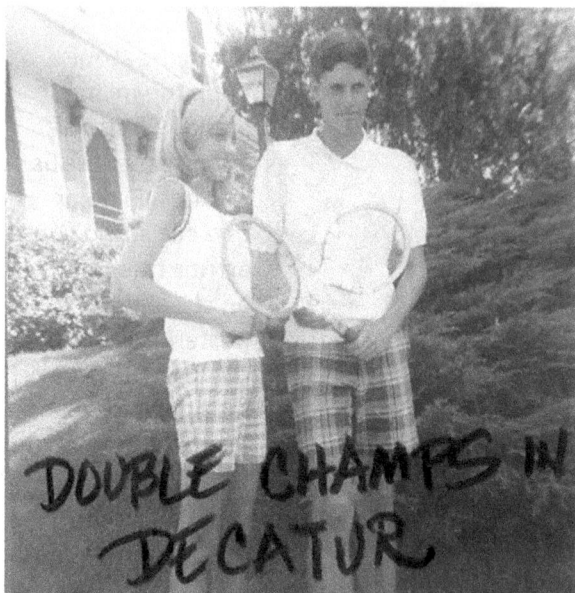

DOUBLE CHAMPS IN DECATUR

En 1996 mi hermana Janice y yo ambos ganamos los campeonatos estatales de tenis en Illinois.

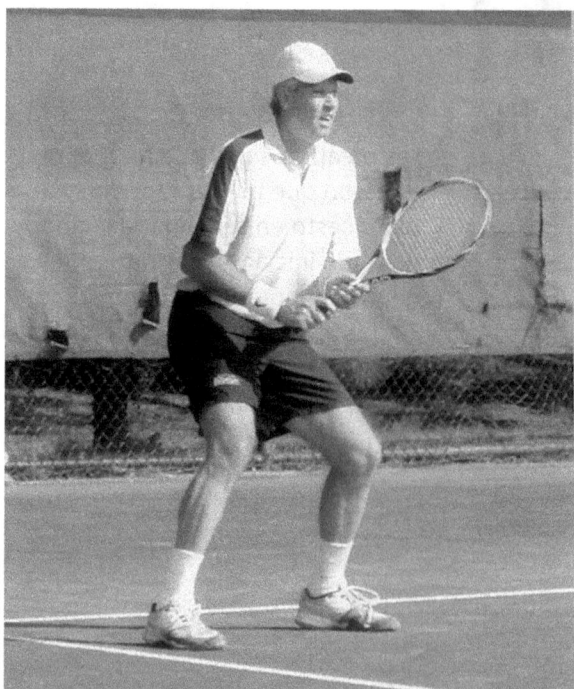

Estoy muy agradecido porque mi entendimiento de las leyes naturales de la salud de Dios me ha ayudado a mantenerme en forma lo suficiente para tener una clasificación nacional senior de tenis.

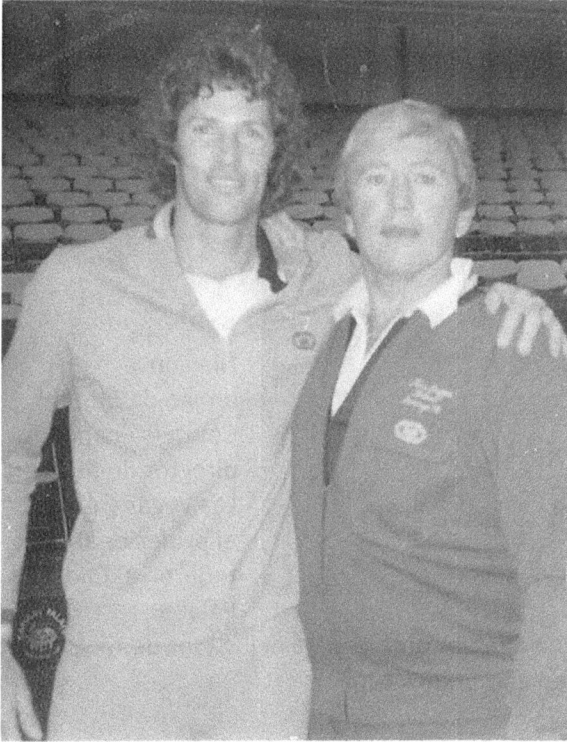

Merv Griffin fue uno de los hombres más creativos y talentosos que he conocido. De Lake Tahoe a Monte Carlo, nos reímos mucho dentro y fuera de las canchas en sus torneos de celebridades.

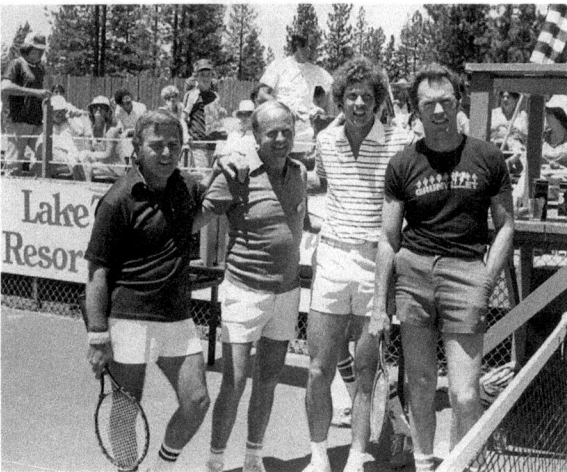

Clint Eastwood (derecha) fue mi compañero de dobles en uno de los eventos de celebridades de Merv en Lake Tahoe. Competimos en un partido contra el actor Dick Van Patten (2do desde la izquierda) y su compañero profesional. Clint y yo no ganamos, pero si nos reímos mucho.

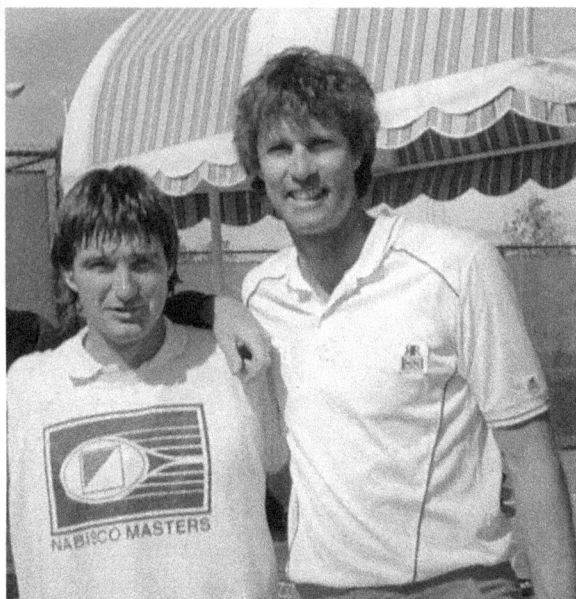

Me convertí en amigo de Jimmy Conners cuando fui director de tenis en Las Vegas y él era el profesional de tenis en el Caesar's Palace.

Aparte de ser un chico de Illinois como yo, era el jugador de tenis clasificado de primero en el mundo.

Mi hermana Janice y yo competimos el uno contra el otro en la cancha y fuera de ella. En 1979 los dos jugamos en el Torneo de Tenis de Celebridades del Hyatt en Lake Tahoe. Quede en segundo lugar en dobles masculinos y ella gano en dobles femeninos. Hoy en día Janice es una asombrosa artista profética y lidera talleres y retiros para ayudarles a las personas a cumplir sus destinos creativos divinos.

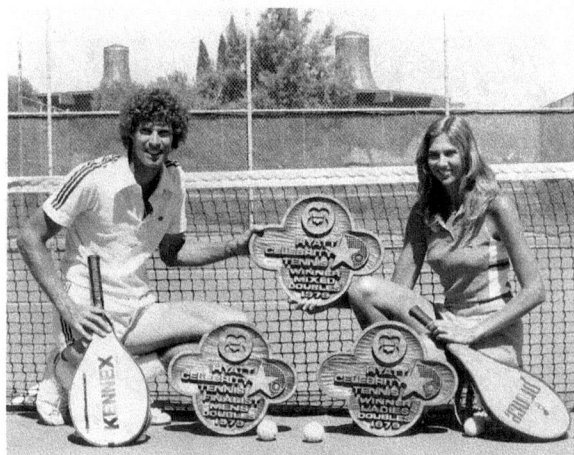

Después de recibir orientación del asesor de vida Bob Proctor en el 2005, mi negocio alcanzo nuevos niveles y mi confianza se disparó. Aprendí mucho de el sobre la prosperidad espiritual, financiera y en relaciones.

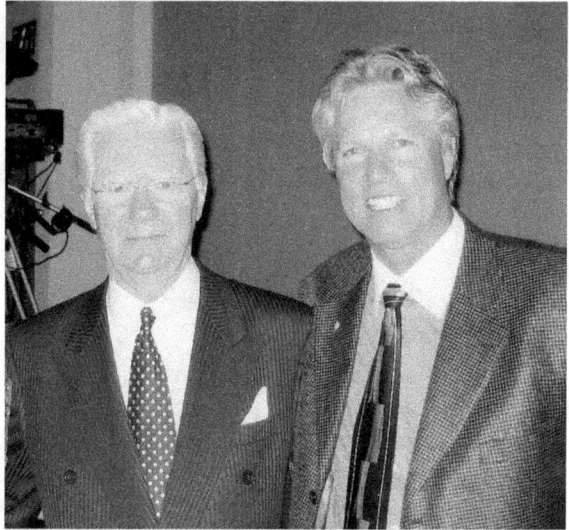

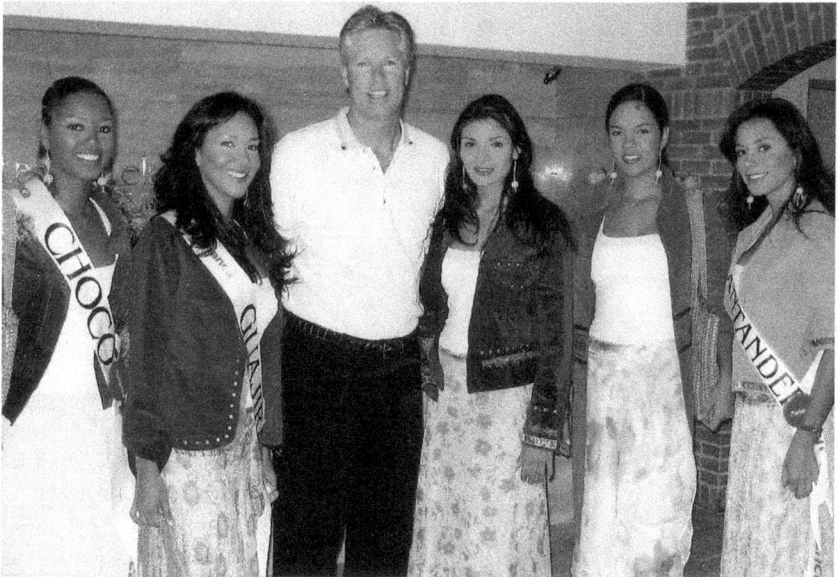

Mi negocio de bienestar me ha dado oportunidades para viajar y dar charlas en muchos países. En 2008 comencé a expandir mí negocio a Centro y Sur América y compartir mis productos y conocimientos de bienestar con miles de personas de todas las edades, incluyendo estas hermosas Colombianas ganadoras de certámenes de belleza.

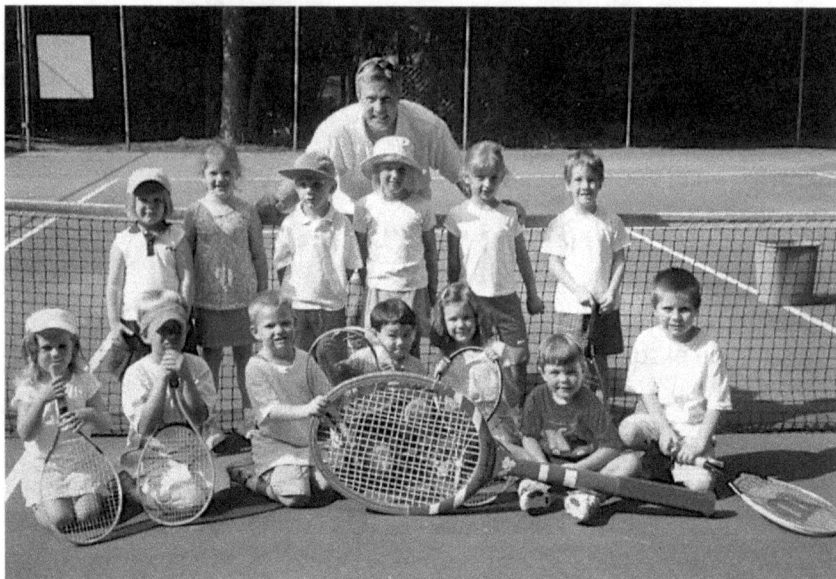

Siempre ame enseñar el juego de tenis a niños. Pero mi más grande alegría hoy es ayudar a levantar las próximas generaciones con el conocimiento y entendimiento de los principios de salud de Dios.

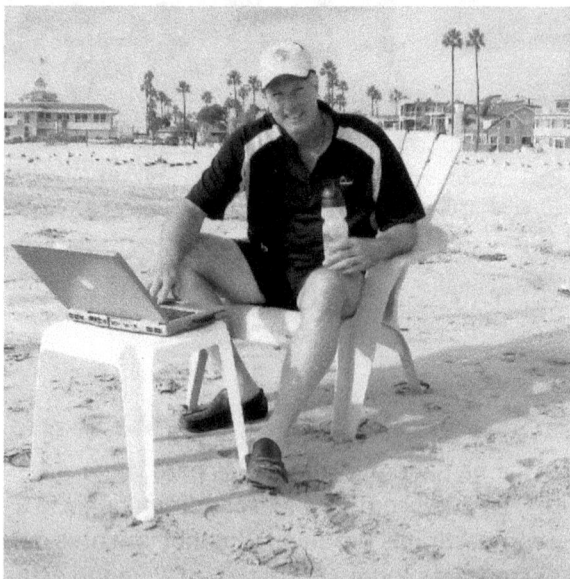

Ser un consultor de bienestar independiente requiere de trabajo duro y disciplina per definitivamente tiene sus ventajas. Organizar mi oficina en cualquier lugar que me guste, especialmente en las playas de California, es una de las mejores ventajas.

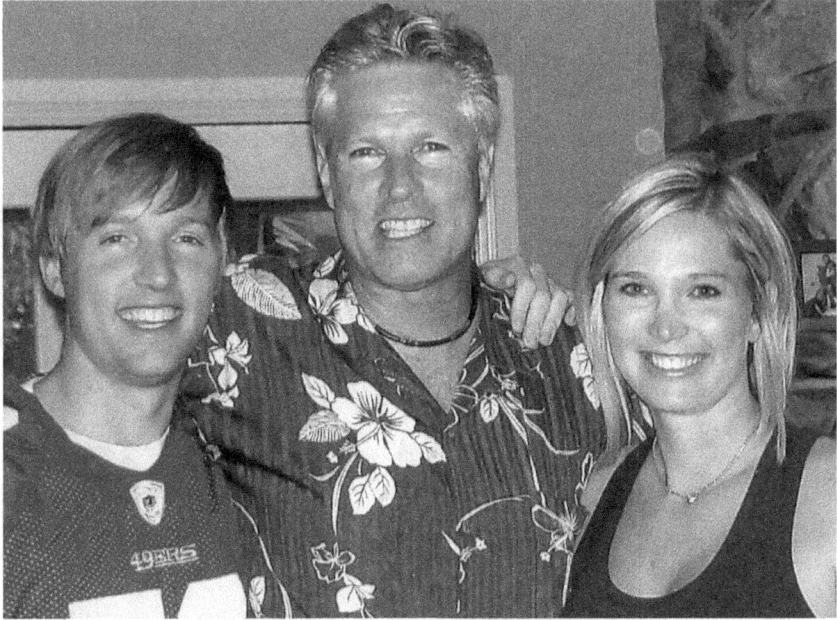

La vida no tiene sentido sin familia y amor. Ninguno puede pedir mejores hijos que mi hijo Tim e hija Annie.

Y ahora tengo nietos. Abajo, recibo preciosas sonrisas y abrazos de mi dulce nieta, Avery.

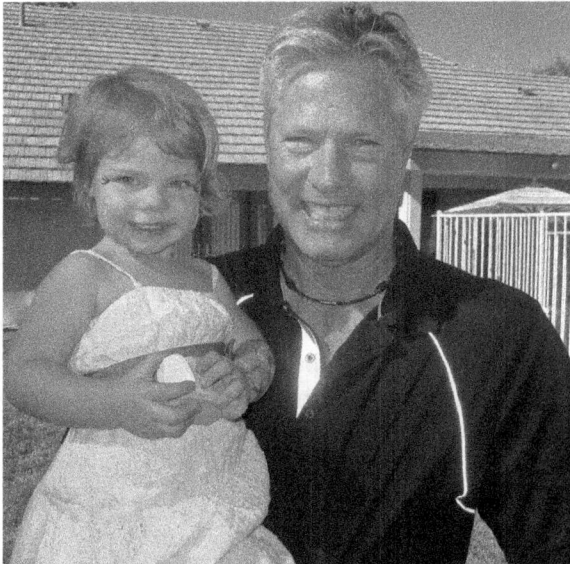

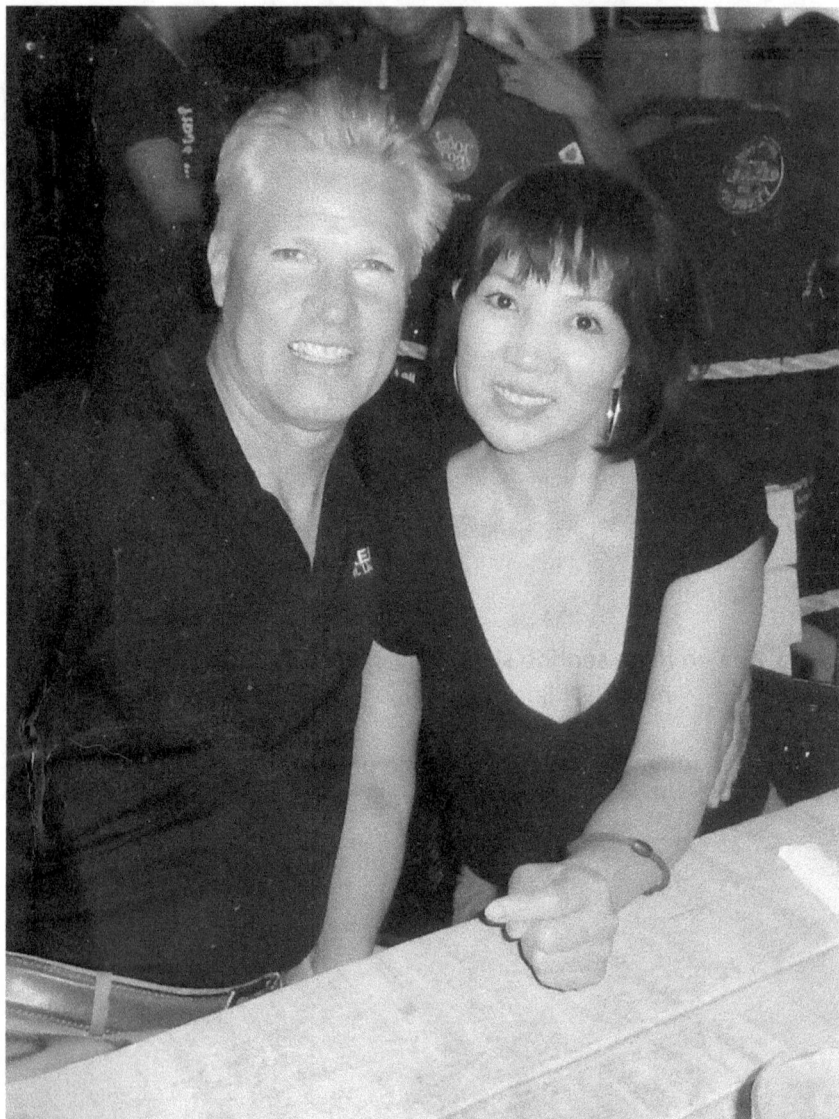

El próximo capítulo en mi vida inició en Febrero de 2013 con mi matrimonio a Grace. Su nombre lo dice todo (Gracia). Nunca he sabido que Dios abandone a Sus hijos, y Su amor, misericordia y gracia perduran por siempre.

SECCION

2

Gane con Su Mente, Espíritu y Finanzas

16

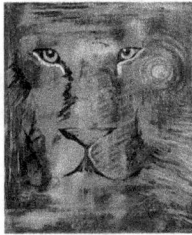

Sus Palabras Crean Su Mundo

*Las palabras matan, las palabras dan vida; son veneno o fruta
— usted elige.*

Proverbios 18:21

*Piense dos veces antes de hablar, porque sus palabras e influencia
sembrarán la semilla de éxito o fracaso en la mente de otro.*

Napoleón Hill

De las 800.000 palabras en el idioma inglés, la mayoría de nosotros utiliza alrededor de 5.000 en nuestras vidas diarias. Y solo toma unir dos o tres tal como "Yo" y "no puedo" para apagar nuestras vidas y descarrilar nuestro destino.

Existen otras palabras que unimos como parte de nuestro vocabulario diario, que dañan nuestro futuro y salud tales como "No soy lo suficientemente inteligente (o buena, o bonita, o adinerado, o creativo, o educado)." O, "Nunca llegare a nada" (o nunca me mejorare, o perderé peso, o tendré éxito).

Para comprobar la diferencia que incluso una palabra puede tener en una vida, frecuentemente les pido a individuos que se pongan de pie frente a mí con sus brazos elevados y manos sujetadas. Les digo que utilicen toda su fuerza para resistir mientras yo intento bajar sus brazos, diciendo, "Intentare, Intentare, Intentare." Con poco esfuerzo, siempre puedo bajar sus brazos. Luego repetimos el ejercicio, excepto que ahora les pido que digan "Lo haré, lo haré, lo haré" mientras ellos resisten. Independientemente de su anterior nivel de fuerza, todos se resisten con éxito a toda mi fuerza, y no los puedo hacer mover.

Las Palabras Son una Clave a la Salud o Destrucción

Las palabras son más que simples sonidos cuando se dicen en fe y creencia. Tienen el poder para programar nuestro espíritu, alma y cuerpo tanto para éxito como derrota. Cuando usted le dice a su cuerpo que es fuerte y lo cree, su cuerpo también lo cree, como lo comprueba mi pequeño experimento. Cuando usted se dice que tiene la valentía para hacer algo, su cuerpo actúa como si ya fuera un hecho.

Dios habló, y Sus palabras causaron que un universo invisible se creara (Hebreos 11:3). Cuando hablamos y nuestras palabras coinciden con la vida que Él ha imaginado para nosotros, nuestros destinos se comienzan a revelar. Cuando nuestras palabras contradicen la vida que Dios desea para nosotros, nos cierran las puertas al futuro y nos convierten en vehículos de destrucción.

La vida y la muerte están en el poder de la lengua. Una palabra buena dicha en el momento indicado puede traer salud a nuestros huesos mientras que las palabras negativas agotan y destruyen nuestros cuerpos. "A palabras necias, oídos sordos" simplemente es una mentira y contradice la manera en que fuimos diseñados.

iense en las palabras como objetos reales que se dirigen hacia alguien o usted mismo. Las palabras positivas tienen el mismo efecto que una mano tranquilizante, un muy necesario abrazo, o una compresa sanadora aplicada sobre una herida. Las palabras negativas son tan dañinas como un cuchillo con filo enterrado en un cuerpo, o una cachetada contundente a la cara.

Estudios recientes están arrojando luz sobre el poder de los sonidos que hacemos al decir una palabra. Un estudio demostró cómo cambiaron las moléculas de agua y fueron remodeladas de acuerdo al tipo de música que se escuchaba cerca. (Considerando que nuestros cuerpos son aproximadamente 75 por ciento agua, imagine el impacto positivo y negativo que tienen los sonidos y palabras en nosotros en un día cualquiera.) Otro estudio demostró como las ondas de sonido cambian la fisiología de los sistemas de nuestros cuerpos. Este entendimiento en crecimiento sobre la forma en que Dios diseño el universo y como las ondas de sonido están implantadas en todo lo que ha creado Dios, ha dado origen a nuevos protocolos de salud, incluyendo el uso de ondas de sonido de alta energía o ultrasonido para destruir células cancerosas.

"Lo Intentare" o "Lo Haré"

¿Es usted un tipo de persona "Lo Intentare pero creo que nunca sucederá"? O dice y cree, "Yo puedo y lo haré" a cualquier cosa que Dios pone frente a usted? La elección es suya.

Comience hoy a afirmarse usted mismo. Hable la palabra de Dios sobre usted mismo. Su cuerpo responderá y comenzará a cambiar de manera benéfica al sonido de su propia voz. Hable sobre usted mismo como si ya fuera quien desea ser y tiene lo que desea. Recite sus afirmaciones durante el día y mire como su cuerpo, alma y espíritu comienzan a creer sus palabras y responder a ellas. Aquí hay una posible afirmación para iniciar:

"Yo soy un hijo del Rey, del Señor Jesús Cristo. Estoy perdonado y más que un conquistador. Todas las cosas son posibles por medio de Cristo quien trabaja en mí. El Espíritu Santo es mi consuelo y reside en mí para guiarme exitosamente a través de todos mis retos. No temo al mal porque es más grande Él quien está en mí que aquel que está en el mundo. Yo soy la persona que Dios quiere que sea y cumplo las metas que Él me ayuda a fijar."

Que sus palabras sean dulzura para su alma y salud para su cuerpo (ver Proverbios 16:21). Palabras vivificantes crearán su mundo y le ayudarán a alcanzar su más grande potencial en él.

17

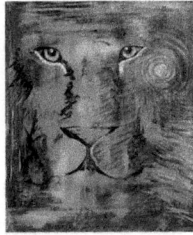

Convertirse en la Persona Que Cree Que Es

Nos convertimos en lo que creemos.

Rey Salomón

El más grande descubrimiento de mi generación es que el ser humano puede alterar su vida al alterar las actitudes de su mente.

William James

Se estima que en promedio tenemos alrededor de 50.000 pensamientos al día. Cada uno de esos pensamientos es una semilla con el potencial de dar frutos con resultados máximos y positivos o para mantenernos en un remolino de decepciones, fracasos y sueños sin cumplir. Dicho simplemente, los buenos pensamiento dan buenos frutos; los pensamientos malos dan malos frutos.

Interesantemente, un estudio reciente estima que los atletas tienen menos pensamientos que la persona promedio, atribuido posiblemente a su más alto grado de enfoque aprendido. Entienden "el poder de la permanencia" concentrándose en y visualizando un objetivo hasta que lo logran. Entre más controlen sus pensamientos y se enfoquen en una cosa en particular, más posible será que se convierta en realidad.

Convertirnos en lo Que nos Enfocamos

Visualizar una meta es una parte normal del entrenamiento para atletas de elite. Ellos entienden que el resultado final está determinado por sus pensamientos, actitudes y acciones. Siempre nos moveremos hacia el objeto o meta en la cual nos enfocamos para que lo que pensemos no solo refleje quienes somos hoy pero también determine en que nos convertiremos en el futuro.

Dios hizo nuestras mentes para que respondieran a nuestros espíritus y traernos los deseos que Él puso en nuestro interior. Mi deseo y enfoque durante mis días en la Universidad del Estado de la Florida fue jugar tenis lo suficientemente bien para llegar al Abierto de Estados Unidos. Desde el momento que llegue como estudiante de primer año hasta el momento en que me gradué, me visualice llegando ahí, y mis acciones siguieron ese deseo. Tenía una beca completa por tenis, practicando y sudando mucho en las canchas. Me eligieron el jugador más valioso en el equipo de tenis de la Universidad del Estado de la Florida (FSU) dos de los cuatro años que estuve allí. También fui el número uno en el equipo en mi último año en 1969.

El mismo año, me invitaron a jugar en el Abierto de Estados Unidos. Por fin se estaba haciendo realidad mi sueño y deseo.

Recuerdo el asombro que sentí al estar en los vestidores con muchos de mis héroes del tenis como Rod Laver, Roy Emerson, Ken Rosewall, John Newcombe, Stan Smith, Arthur Ashe, Pancho González y el joven Jimmy Connors.

En retrospectiva, me doy cuenta que tenía un sentido de alegría con mi llegada al Abierto y una creencia que mi carrera pronto se lanzaría al graduarme de la Universidad del Estado de la Florida. Durante mi último año, desarrolle problemas de espalda, los cuales pusieron un alto a mi carrera profesional. Acepte un puesto enseñando y abrí una tienda en Tallahassee. Ahora reconozco que mi deseo para competir no era lo suficientemente fuerte sino hubiera buscado terapia para mi espalda que me permitiera jugar. Si hubiera intentado tratamientos de quiropráctica, masaje, sauna e hidromasaje, estoy seguro que hubiera tenido oportunidad para jugar por lo menos unos años. Permití que mi falta de una visión y meta comprometida me apartaran de mi verdadero deseo. Desafortunadamente, no llegue a esta triste conclusión sino hasta 20 años más tarde.

El Campo de Batalla más Grande

Cualquier cosa que pueda percibir y creer, también lo puede lograr. El cuerpo no puede discernir la realidad de cualquier cosa imaginada vívidamente por la mente. En otras palabras, el cuerpo cree que lo que usted está pensando ya es una realidad. Entonces no debe sorprender que la mente sea nuestro más grande campo de batalla. Y lo que hacemos con ella es nuestra responsabilidad. Nuestros pensamientos y actitudes determinan como manejaremos tanto los eventos retadores buenos como malos en nuestras vidas.

La Palabra nos dice que llenemos nuestras mentes y meditemos sobre aquellas cosas que son "verdaderas, nobles, respetables, autenticas, convincentes, amables – lo mejor, no lo peor; lo hermoso, no lo feo; cosas que alabar, no maldecir." (Ver Filipenses 4:8) Estas se convierten en realidades para nuestras vidas y nuestros cuerpos responden a todas estas fuerzas positivas y poderosas.

Piense en las posibilidades cuando utilice sus pensamientos y deseos en cada área de su vida. Imagine lo que puede suceder en su viaje al bienestar cuando, en vez de intentar meter la barriga y que le falte el aliento después de sacar la basura, usted comience a verse y actuar como la persona saludable que debía ser.

Su futuro éxito para el bienestar, o para cualquier visión que tenga, debe enfocarse apasionadamente en su mente. Hágalo tan tangible que comience a disfrutar el cumplimiento de su meta antes de lograrla. No tenga miedo pensar en grande y fijar metas excepcionales. Conviértase en atleta de la mente con pensamientos más enfocados creados por Dios y sueños de quien Él siempre quería que fuera.

18

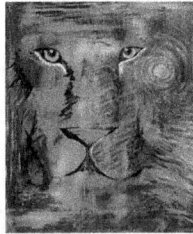

Deje Que Su Creatividad Fluya

La creatividad toma valentía.

Henri Matisse

Cuando me pare ante Dios al final de mi vida, espero no tener ni una pizca de talento más, y que pueda decir, 'Yo utilice todo lo que usted me dio'.

Erma Bombeck

La más grande riqueza del mundo está en los cementerios. Ahí es donde las ideas, sueños y habilidades creativas que las personas nunca exploraron y desarrollaron están enterradas para siempre. Pero no tiene que dejar que ese sea el final de su historia de vida.

He escuchado a muchas personas declarar, "Bueno, simplemente no tengo talento o creatividad." Si usted es una de esas personas, quiero decirle que la única razón por la cual no es así es porque usted no cree que lo sea. Dios no fraccionó talentos y creatividad para solo unos pocos tipos artísticos seleccionados. Les dio a todos habilidades únicas para desarrollar y más que suficiente creatividad para fluir en ellos.

Si usted no está viviendo una vida creativa al máximo, puede ser que usted ha permitido que muchas cosas la entorpezcan. Mi hermana, Janice VanCronkhite, es una artista que lidera talleres para ayudarles a las personas a ser liberados a su creatividad divina. Ella aborda una lista creciente de obstáculos creativos como temor al fracaso, temor al hombre, y perfeccionismo, para comenzar. De cerca sigue la procrastinación, critica, comparación, negatividad, estrés, y heridas del pasado sin sanar. Incluso uno de esos es suficiente para estrangular la vida creativa en usted si no se reconoce y maneja.

El Premio va a los Creativos

La creatividad esta inexorablemente relacionada con nuestra actitud. Los creadores son positivos, viendo que puede ser o que es posible, en vez de enfocarse en lo que no lo es y nunca ha sido. E interesantemente, a menudo los creadores son personas de inteligencia promedio. La mayoría de los ganadores de Premios Nobel en ciencias tienen un coeficiente intelectual (CI) por debajo del nivel definido como "genio". Hicieron sus descubrimientos no por un alto CI sino por su capacidad para explorar y pensar más allá de lo convencional, para abordar un problema de manera diferente, y ser persistente hasta que encontraron lo que estaban buscando o algo mejor.

El difunto Merv Griffin fue amigo mío desde mis días de profesional de tenis en Las Vegas. Fue una de las personas más creativas que haya conocido. Cuando comencé a jugar en sus torneos de tenis pro-am (profesional-amateur), él ya había creado el programa de concurso "Jeopardy" y estaba discutiendo sus ideas para un programa de concurso creado alrededor del juego "Ahorcado". Ese juego se convirtió en su mega-éxito "Rueda de la Fortuna". Cuando lo visitaba en Los Ángeles o Monterey, el compartía conmigo canciones que estaba escribiendo, guiones, y sus planes para una variedad de nuevos emprendimientos. Incluso tan reciente como Enero de 2007, poco tiempo antes de su muerte, él estaba trabajando en los Crucigramas de Merv Griffin para la televisión. Su humor y jugos creativos siempre estuvieron fluyendo y se alegraba de ver a las personas ganar en la vida y que sus talentos se descubrieran.

Comience Donde Esta y Persista

No todas las ideas que tuvo Merv habían funcionado. Pero con los años obtuvo la confianza suficiente para no dejar que el desánimo lo detuviera. Aprendió cuando dejar ir una idea y cuando comenzar a viajar por un nuevo camino con otra. Usted debe hacer lo mismo. Solo hay que dar el salto con lo que tiene y sabe hoy en día, y avanzar. Si una manera no funciona, explore una nueva avenida, luego otra y otra.

Thomas Edison intento miles de maneras de hacer funcionar un bombillo antes de encontrar el material de filamento correcto. Muchos otros visionarios exitosos y reconocidos, tales como Colonel Sanders (KFC) y Walt Disney, pasaron años persiguiendo sus sueños y perfeccionando sus conceptos antes de alcanzar el éxito. Cuando Dios le revela a usted una idea, persista y manténgase enfocado.

Liberar su creatividad y desarrollar su talento es un trabajo duro. Requiere determinación y paciencia unido a su pasión para verlo madurar al máximo. Que tan creativo viva depende de usted. Usted determina lo que lograra con lo que Dios le dio. Usted decide si vivirá con un propósito y alegría o se mantendrá a la deriva y negativo. La pelota está en su cancha.

No se conforme con menos de lo que Dios deseo. Algunas de sus más grandes recompensas vendrán de su descubrimiento creativo y la liberación. Usted nació con habilidades especiales únicas a usted y solo usted. Usted tiene una canción que solo usted puede cantar, un libro que solo usted puede escribir, una idea de negocios que solo usted puede desarrollar de una manera que ninguno más puede hacerlo. Si usted no entrega su mensaje único sobre su manera única al mundo, terminara en un cementerio para siempre.

19

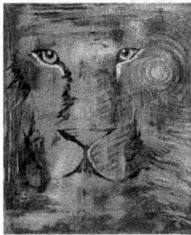

La Risa le Agrega Años a Su Vida y Alegría a Sus Días

La raza humana tiene una sola arma realmente efectiva y esa es la risa.

Mark Twain

Una disposición alegre es buena para su salud; la tristeza y el pesimismo lo dejaran cansado hasta los huesos.

Proverbios 17:22

La risa y la gratitud son dos de los más grandes extensores de vida disponibles para la humanidad. Le agregaran años a su vida y harán que esos años adicionales sean una alegría vivirlos.

La ciencia y la medicina ahora han comprobado lo que el Rey Salomón dijo hace tres mil años. "Una disposición alegre es buena para la salud. La tristeza y el pesimismo lo dejaran cansado hasta los huesos." (Proverbios 17:22). Es duro estar deprimido cuando su corazón se está riendo y está lleno de gratitud.

La Risa – Un Antidepresivo Natural

Muchos doctores y profesionales de la salud hoy en día coinciden y están implementando la terapia de humor tanto en la medicina convencional como la complementaria debido a sus poderosas capacidades sanadoras. La risa es un antidepresivo natural. Aumenta sus hormonas que mejoran la salud como endorfinas y neurotransmisores y reduce el nivel de las hormonas de estrés como cortisol, dopamina y epinefrina. Puede fortalecer su sistema inmunológico al aumentar el número de células que producen anticuerpos y mejorar la efectividad de las células T. Puede ayudar a mantener un corazón saludable, una mente positiva y también puede reducir la presión arterial, reducir el dolor y relajar los músculos. No está mal para un tratamiento que es gratis e indoloro.

Ver la Vida por la Lente del Humor

Aprendí mucho sobre el poder de la risa y un sentido del humor como profesional de tenis en Las Vegas. A menudo me he encontrado en la cancha y en torneos con algunas de las personas más graciosas, ingeniosas y exitosas en el negocio del entretenimiento como Bill Cosby, Carl Reiner, Wayne Rogers, Clint Eastwood y mi amigo Merv Griffin. La mayoría pueden decir chistes cortos, pero más allá de eso tienen una actitud positiva y la capacidad de encontrar humor en la vida y sus circunstancias. Incluso en el pináculo de su éxito, aun se pueden reír de ellos mismos. Creo que su actitud positiva fue una parte significativa de su éxito y lo que atrajo personas a ellos mucho antes que su fama.

La Vida es una Cuestión de Risa

Un sentido del humor es la capacidad de encontrar una perspectiva divertida de la vida. Se trata de reírse de las incongruencias e inconsistencias y no tomarse tan en serio las cosas a pesar de todo. Cuando usted percibe y aborda las circunstancias con humor, usted puede neutralizar el temor y alejar los pensamientos negativos. Puede ser la diferencia entre el éxito y perder su punto de apoyo en la vida.

Todos tienen un potencial infinito tanto para la risa como el humor. Muchos adultos que dicen no tener sentido del humor, una vez fueron niños que se reían docenas de veces al día y por las razones más absurdas, si había alguna razón. En algún momento, el humor fue exprimido de ellos y fue remplazado por lo que se consideraba una mentalidad adulta más seria y apropiada.

Pero los adultos necesitan reír tanto como, si no más, que los niños. La risa es un disolvente, un amortiguador, y un reductor del estrés de las realidades de la vida. Como sería de diferente el mundo si todos tuvieran un espíritu más juguetón y se rieran juntos antes de hablar y tomar decisiones que cambien la vida.

Nunca es Tarde para Reír

Retornar la risa y el sentido del humor a su vida puede no ser tan difícil como usted cree. Puede comenzar simplemente con sonreír más, lo cual puede reducir el estrés, mejorar el ánimo, promover un sentido de bienestar, y generar respuestas más positivas de las personas que lo rodean. O puede ser generada al ver comedias, leer libros cómicos o al iniciar su día cada mañana con dos o tres chistes que puede compartir más adelante.

Si nada lo hace reír o sonreír, entonces finja. Su cuerpo no puede notar la diferenciar. Las sonrisas y risas falsas producen los mismos beneficios que las verdaderas en actividad cerebral, ritmo cardiaco y respiración.

Henry Ward Beecher una vez comparo a una persona sin sentido del humor con una carreta sin resortes – sacudido por cada piedrita en el camino. No deje que las frustraciones y circunstancias adversas de la vida sacudan su ánimo y tengan un impacto negativo en su salud. En vez de quejarse por esto, trate de recordarlas y reír incluso al experimentarlas. Muchas veces resultan ser nada más que unas cuantas piedritas en su camino en su viaje al bienestar.

Una clave importante al bienestar es encontrar maneras de deleitar en la vida mientras se involucra por completo en un trabajo agradable y en relaciones sociales significativas. Habiendo enseñado y jugado tenis toda mi vida, me siento bendecido de tener una carrera donde el humor era parte de mi experiencia diaria. Literalmente he estado de buen humor toda mi vida. He sido afortunado de amar mi trabajo y las personas que me rodean y creo que esto ha detenido mí proceso de envejecimiento y ha aumentado mi alegría por la vida.

20

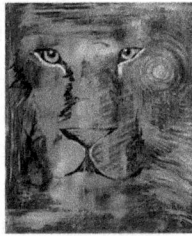

Vivir una Vida de Gracia

Con el hombre esto es imposible, pero con Dios todas las cosas son posibles.

Mateo 19:26

La gracia de Dios es lo que Dios puede hacer por usted que usted no puede hacer por usted mismo.

Desconocido

Muchas personas exitosas que conozco admiten sin problema que su preeminencia debe ser atribuida a algo más allá que su talento y trabajo duro. Son disciplinados y empleados de alto rendimiento, sí, pero ellos reconocen que existe otro elemento o fuerza en el trabajo más allá de su control que los ha catapultado por encima de otras personas. Algunos lo llaman suerte, o buena fortuna, o coincidencia, o incluso hallazgos fortuitos. Yo lo llamo la gracia de Dios y creo que Su intención es que todos caminen en sus bendiciones sobrenaturales y gracia.

Usted No Se Puede Ganar Su Gracia

Creciendo, muchos de nosotros aprendimos a temprana edad que ser un favorito – el favorito del profesor, el hijo que sospechosamente favorecían en la casa, el que el jefe lleva bajo su ala – es el lugar más dulce donde se puede estar. Y aprendimos que decir y que hacer para manipular y mantener esa posición de ventaja.

La gracia de Dios, parece que, no puede ser manipulado o ganado. Este afecto especial que tiene Dios por nosotros es libre, como la gracia. Él lo da por quien es el, no por quienes somos nosotros. Pero podemos aprender como posicionarnos para atraerlo, para convertirnos en un imán, y que se libere a través de nosotros. Y los recursos y la cooperación que necesitamos en todo nivel se vuelven disponibles para que podamos cumplir lo que Dios necesita que cumplamos.

La Unión de lo Natural y Sobrenatural de la Gracia de Dios

Creo que mi propia historia es prueba y es la perfecta ilustración de como nuestra pasión y talento divino se entrelazan con la gracia sobrenatural de Dios para lanzarnos a nuestro destino y provisión. Fui un chico joven y motivado de un pequeño pueblo en el medio oeste que soñaba con convertirse en jugador profesional de baloncesto. Algunas habilidades y una enorme chispa competitiva alimentaban mi deseo de ser el primero en todo lo que hacía. En octavo grado, me nombraron jugador estelar de la ciudad y no pude esperar para continuar con el deporte en secundaria, que alardeaba tener uno de los mejores equipos premier de baloncesto de la nación.

Para cuando llegaron las pruebas de primer año, estaba en condición física de primera. Había practicado (y orado) más que nunca lo había hecho. Pero ninguna cantidad de espíritu competitivo podía alterar mi cuerpo bajito de 5'3" (160 cm). No tenía la estatura ni la velocidad de los otros jugadores que estaban compitiendo por el mismo puesto y pronto me sacaron del equipo, poniendo un abrupto fin a mi sueño de baloncesto profesional a la edad de 14 años.

Luego sucedió algo que solo le puedo atribuir a la gracia de Dios. El entrenador de segundo año también estaba mirando las pruebas y reconoció que yo tenía el potencial para ser un jugador bueno, incluso si no tenía el cuerpo para lograrlo. Él sabía que mi padre era alto y que probablemente yo también lo sería. Él le pidió al entrenador de primer año que me pusiera en el equipo como una inversión futura y me encontré de nuevo en el juego.

Y crecí. Para finales de mí primer año era casi 1 pies (30 cm) más alto. Pero había contribuido poco al legado de baloncesto del colegio y me encontré jugando otros deportes de manera más exitosa, especialmente el tenis.

Mi entrenador de tenis creía que podía obtener una beca a la Universidad del Estado de la Florida, lo cual sonaba como un viaje al cielo para esta chico del campo. Me dedique al deporte e incluso convencí a mi madre que me diera un adelanto de $450 para comprar una máquina de encordar para raquetas profesionales, una inversión significativa en 1965.

Después de sentarme en la banca durante el primer juego de baloncesto de mi último año, le anuncie a mi familia que iba a dejar el baloncesto y me enfocaría en el tenis. La respuesta de mi madre me sorprendió: "Herb, usted es el mejor jugador en el equipo de baloncesto. Simplemente pasas el balón demasiado."

No estaba seguro de porque ella pensaba que sabía más sobre el juego que mi entrenador, pero ella siguió su sabio comentario con una oferta que me motivó a tener en cuenta su consejo y quedarme en el equipo de baloncesto el resto de la temporada. Ella prometió darme (el inicio de la gracia que tanto necesitaba) $10 por cada diez puntos que anotara en un juego y $2 por cada cesta después de esos diez puntos. Rápidamente calcule y me di cuenta que podía reembolsarla por la máquina de encordar en solo unas pocas semanas si yo simplemente comenzaba a lanzar más en la cancha.

En el segundo juego de la temporada, mi entrenador me inicio de manera inusual (más gracia), y con mi recién encontrada motivación y estrategia, anote nueve puntos en la primera mitad. Luego, en el primer juego de local, anote 27 puntos y salí en el periódico local. Mi cambio fue nada menos que un milagro.

Para el final de la temporada había salido en el periódico 13 veces más: por romper el record de anotaciones del colegio en dos categorías, por liderar el equipo en 9 de 11 categorías, por ser el campeón de anotaciones de la ciudad, por ser el jugador titular de toda la ciudad, y jugador titular de toda la conferencia. No solo reembolse a mi madre rápidamente por la máquina de encordar, sino que 33 universidades se comunicaron conmigo para ofrecerme una beca por baloncesto, incluyendo la universidad con el equipo número uno de la nación (definitivamente la gracia de Dios)!

Aunque para ese tiempo, ya había decidido tomar la beca por tenis de la Universidad del Estado de la Florida. Cuando llegue a Tallahassee en el otoño, calcule que ya había terminado con el baloncesto excepto por unos cuantos juegos en la liga de mi fraternidad.

Pero Dios no había cerrado esta historia aun. En un último giro al sueño de mi niñez, el entrenador principal de baloncesto del Estado de la Florida me vio jugando en uno de mis juegos de la liga de mi fraternidad. Que sorpresa me lleve cuando me pidió que jugara en su equipo de la universidad! Aunque yo había escogido el tenis por encima del baloncesto, aun me encontré en uno de los equipos de baloncesto universitario más sobresalientes de la nación con compañeros de equipo como el futuro miembro del Salón de la Fama del NBA, Dave Cowens. Mire que gracia apilada sobre más gracia!

Posiciónese para la Gracia de Dios y el Éxito

Dios nunca lo amara más de lo que Él lo ama hoy. Nunca deseara derramar más gracia y bendiciones sobre usted que los que Él ya lo desea hoy para que usted se pueda convertir en quien El deseaba que fuera. Como padre terrenal imperfecto, bendecir a mis hijos y nietos y hacer todo lo que puedo hacer para ayudarlos a llegar a ser todo lo que puedan ser, es la más grande recompensa en mi vida. Cuanto más desea lo mismo Dios para todos Sus hijos!

Para posicionarse para recibir Su gracia, crea que usted es un favorito y que Él quiere bendecirlo. Declárelo todos los días y deje que esa creencia penetre su cuerpo, mente y espíritu. Luego, sea honesto sobre sus talentos, fortalezas, regalos y pasión. Pídale a Dios que le ayude a ponerse en contacto con aquello que es único en su corazón por hacer y que es su tarea divina. A medida que entienda mejor su pasión y se convierta en el mejor vehículo natural para esa tarea, la gracia de Dios lo rodeará y liberará una influencia que resulte en la materialización de causas y conexiones.

Recuerde, usted está altamente favorecido. Dios desea que usted cumpla su destino y alcance su más grande potencial más que usted. A excepción de convertirse en un imán para la gracia de Dios, y ver las nuevas e infinitas posibilidades para su vida.

21

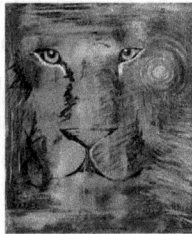

Su Propósito Crea Su Provisión

La gran y gloriosa obra maestra del hombre es vivir con un propósito.

Michael de Montaigne

Ni usted ni el mundo sabe lo que usted puede hacer hasta que lo haya intentado.

Ralph Waldo Emerson

Más y más americanos se levantan cada mañana detestando ir a trabajar. Cincuenta y cinco por ciento dicen que odian sus trabajos. No sienten inspiración, se sienten subvalorados y mal pagos; saben que sus verdaderos talentos y capacidades se están echando a perder. No tienen sentido de propósito o misión en sus vidas.

Si usted es uno de estos, es probable que deba buscar un cambio y no creer la mentira que dice que usted debe continuar haciendo lo que siempre ha hecho para mantenerse seguro y protegido.

Encontrar un trabajo que le de satisfacción, donde se sienta valorado y pueda pagar las cuentas, puede parecer mucho pedir, pero creo que es exactamente lo que Dios tiene en mente. Y es su responsabilidad tomar acción para encontrarlo. Si usted se siente miserable y descontento, no culpe al jefe o la economía por todo. Sí, yo sé que es difícil, allá afuera hay un mercado laboral competitivo. Pero antes de convencerse que está contento y agradecido por cualquier trabajo y cualquier salario, existen algunas cosas que debe considerar.

Su Trabajo Debería Ser una Alegría Sin la Cual no Podría Vivir

Muchos de nosotros crecimos creyendo que no deberíamos esperar disfrutar de nuestro trabajo. Que solo unos pocos eran capaces de amar su trabajo y recibir un pago por hacerlo. Su trabajo o profesión fue, después de todo, solo una forma de pagar las cuentas y mantener a la familia hasta que se pudiera retirar y comenzar a hacer lo que realmente quería hacer.

Pero esa no era la intención de Dios. Cada uno de nosotros tiene algo en nuestro ADN o profundo en nuestra personalidad que nos mueve y energiza. Es el esfuerzo que nos hace levantar en la mañana cuando nada más lo hará. Es lo que nos hace seguir durante tiempos difíciles, decepciones y contratiempos. Algunos lo llaman pasión; otros se refieren a eso como un llamado o la tarea de Dios para sus vidas. Lo que sea ese algo, debe estar unido a lo que usted hace cada día o sino comenzara a resentir su vida actual y envenenar su futuro. Ese cheque que está sosteniendo con tanta fuerza comenzara a matarlo.

Tal vez ha pasado mucho tiempo desde que usted se ha dado tiempo para soñar y reflexionar sobre lo que le trae alegría y le da propósito.

Puede estar tan distanciado de esos pensamientos que incluso creerá ahora que usted no tiene más valor que traer la comida a la mesa.

Pero permítase, por solo unos cuantos segundos, imaginar cómo cambiaría su vida si supiera que no tuviera preocupaciones financieras, si supiera que no podría fallar, si pudiera elegir su pasión por encima de la seguridad. ¿Qué lo haría saltar de la cama por la mañana en vez de esconderse bajo las sabanas por unos minutos más? ¿Se quedaría en el mismo trabajo o iría al colegio a preparase para una carrera completamente nueva? ¿Intentaría encontrar un trabajo que utilizara su talento musical o artístico, o su capacidad para hacer sentir cómodas a las personas? ¿Algunos de los sueños de su juventud se relacionan con lo que está haciendo ahora?

Redescubrir su Pasión Puede Estar más Cerca de lo que Piensa

Si usted encuentra que dadas las circunstancias correctas cambiaría mucho sobre su vida, hoy es el día para comenzar a cambiar la dirección que su vida está tomando, independientemente de sus circunstancias. Una profesión gratificante que le trae vida y provisión, puede estar más cerca de lo que piensa.

Algunas veces encontrar su pasión solo requiere desviarse un paso o dos de su camino actual y no tener que dar un giro de 180 grados. Puede que esté en el campo correcto, pero en el trabajo equivocado. Una profesora amiga mía, sabía que era tiempo de buscar un nuevo trabajo cuando se encontró llorando de camino al trabajo cada mañana. En sus cuarentas, ella pensó que un cambio de carrera era económicamente imposible. Cuando tomo tiempo para analizar lo que disfrutaba sobre su trabajo de enseñanza, se dio cuenta que algunos de sus momentos más felices fueron los días en los que llevo su clase a la biblioteca. ¿Era posible que su amor por las bibliotecas y la investigación pudieran redirigirla a algo por lo cual sentía pasión?

Menos de dos años más tarde, después de completar una Maestría en un programa de Ciencias Bibliotecarias, ella no podía esperar para llegar cada mañana a su trabajo como especialista de medios en bibliotecas de escuela. Su nuevo título y posición le dieron un incremento significativo de salario. Con solo un pequeño giro en la carretera y un poco de tiempo e inversión adicional, encontró lo máximo en pasión y provisión hasta que se retiró.

Su Trabajo Debe Exhibir sus Habilidades y Talentos

Dentro de cada uno de nosotros existen talentos que Dios ha sembrado. Estos regalos son claves para nuestras tareas al igual que nuestro destino en la tierra. Negar sus talentos es dudar de Dios y hacerse sentir abatido.

Fui bendecido con encontrar la manera de utilizar mis talentos atléticos y habilidades sociales por 27 años como profesional del tenis. Como estudiante de segundo año en secundaria, decidí seguir el circuito profesional de tenis. Cuando los problemas de espalda pusieron un alto a mi carrera competitiva después de la universidad, tome la misma pasión y me lance a enseñar el deporte. En el camino descubrí que tenía un talento para dirigir y promover, y comencé a desarrollar clubes de tenis, organizar torneos benéficos, abrir tiendas de tenis, y operar instalaciones de tenis. Dado que combine mi pasión y mis talentos con mi profesión, puedo decir que nunca pase un día que no disfrutara durante mi carrera de tenis.

La pasión que tenía por el deporte nunca disminuyo hasta que Dios me dio una nueva pasión en 1995 – llevar el bienestar a Su Iglesia. Ahora puedo utilizar mis años de experiencia, conocimientos y sabiduría acumulados al igual que mis talentos y habilidades sociales perfeccionadas para perseguir mi pasión con mucha más provisión de la que tenía como profesional de tenis.

Posiciónese para Reclamar su Vida

Mi historia no debe ser la excepción. Incorporar su pasión y propósito en su profesión es una de las cosas más importantes que hará jamás. Ya que generalmente encontramos tiempo y dinero para lo que es realmente importante para nosotros, los motivo a sacar tiempo y, si es necesario, hacer algunos sacrificios e inversiones económicas para ponerse en una posición para reclamar su destino. Se sentirá de maravilla y estará en mejor salud cuando se levante cada mañana amando la vida que debía vivir.

22

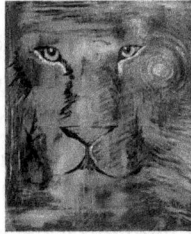

Aprenda a Planear y Planee Para Lograr el Éxito

Planee para el futuro, porque ahí es donde pasara el resto de su vida.

Mark Twain

Algunas personas sueñan con el éxito…mientras que otras se levanta y trabajan duro por él.

Autor Desconocido

El éxito significa diferentes cosas para cada uno de nosotros. Ser exitoso puede ser que logre un ingreso de seis dígitos o que se gradúe de secundaria. Puede significar que su arte ha sido adquirido por la mejor galería de la ciudad, o su trabajo le permite trabajar desde la casa, lo cual le da tiempo al almuerzo para dibujar figuras con palitos con su hijo de cuatro años.

Solo usted puede definir el éxito. Solo usted puede determinar lo que es realmente significativo e importante en su vida. Cada decisión que tome sobre su bienestar físico, mental, espiritual y económico fluirá de su definición personal del éxito. Si nunca lo define, nunca lo logrará.

Una de mis definiciones favoritas de éxito viene del escritor motivador cristiano, Dr. Willima H. Cook quien dijo que el verdadero éxito es convertirse en la persona que Dios quiere que me convierta y alcanzar las metas que Él y Yo hemos fijado juntos. Cualquiera que sea su definición, que se base en quien Dios le ha llamado a ser y lo que usted cree que Él lo ha llamado a hacer.

Las personas rara vez se tropiezan con el éxito. Mientras que realmente no existen reglas rápidas y estrictas, he descubierto que el éxito requiere de un plan con una gran dosis de soñar, disciplina y dedicación. Y mucho sentido común, pasos prácticos y un entendimiento divino le ayudará a evitar que usted posponga o descarrile los deseos de su corazón.

No Tema su Éxito ni su Fracaso

Muchas personas viven sus vidas mirando en el espejo retrovisor porque no pueden concebir de manera realista un futuro exitoso. Ellos sabotean sus propios sueños con una larga lista de temores que los mantienen enfocados en porque sus sueños no suceden en vez de porque si lo harán.

Tener éxito puede ser aterrador. La mayoría de nosotros tiene suficiente sentido para darnos cuenta que significará mucho cambio – cambio incomodo – y una disposición para continuar creciendo.

El crecimiento y temor son un solo paquete. Cuando nos esforzamos para llegar a nuevas alturas o ampliamos nuestra zona de comodidad, se une el temor. La vida siempre está en movimiento; nos estamos moviendo hacia adelante y creciendo o nos estamos moviendo hacia atrás y muriendo. Nuestra elección es simplemente crecer o morir.

A menudo el éxito y el fracaso van de la mano. Mire la vida de cualquier persona exitosa y vera una letanía de fracasos. Es inevitable y necesario. Pero los exitosos encuentran lo bueno en el fracaso y aprenden de ello. Lo utilizan como un ímpetu para proseguir e intentar de nuevo, en vez de dejar que se convierta en una cadena pesada de decepción. El fracaso es solo otra puerta al éxito.

Aprenda a Decir No

El tiempo se ha convertido en la moneda más valiosa del siglo 21. Ninguno de nosotros puede crear tiempo, pero si podemos determinar cómo utilizar lo que nos han dado. A medida que nos encontremos halados en demasiadas direcciones a la vez, la tentación de estar demasiado involucrados nunca ha sido mayor. Estamos saturados con comunicaciones y medios perturbadores, permitiendo que lo que no es importante se entrometa en nuestras vidas más rápidamente y fácilmente que nunca antes, con expectativa de nuestra respuesta inmediata.

Si vamos a mantener un sentido de equilibrio y bienestar (dos puntos que se deben tener en mi definición personal del éxito), debemos considerar lo que es importante cada vez que tenemos la tentación de decir si a la próxima persona que quiera agregar otra responsabilidad o compromiso a nuestra agenda. No entregue su tiempo o energía sin considerar el impacto que tendrá una nueva actividad en usted y las personas que lo rodean. Diseñe su agenda alrededor de las personas y valores que son importantes para usted. Compare lo que usted disfruta con lo que es "critico" en su vida.

Usted es la única persona que puede decir no. Si usted no maneja bien su vida, pronto encontrará a otros deseando y gastando su precioso tiempo.

Deuda y Éxito

Algunas de las personas más adineradas del mundo han atribuido su éxito a no pasar sus vidas manejando deudas. Aunque nuestro estatus financiero nunca debe definirnos, es muy difícil ser exitoso – sin importar la definición – si estamos agobiados con deudas y gastos sin control.

La deuda nos impacta a todos los niveles. Nos roba nuestros sueños, genera depresión y estrés, y destruye nuestra salud. También nos roba la alegría de dar. Estamos diseñados para ser personas generosas, pero la deuda paraliza esa capacidad.

Salir de deudas toma una planeación atenta y algunas veces requiere hacer sacrificios a largo plazo. No planear es planear para fracasar. Comience ahora a preparar su estrategia financiera para un futuro libre de deudas y una tranquilidad renovada.

No lo Puede Disfrutar Solo

Dios diseño Su más grande expresión de amor para que llegara por la hermandad y unidad con otros. Podemos alcanzar todos nuestros sueños, pero nuestras vidas serán vacías y sin valor si no se comparte y disfruta con otros.

Los individuos exitosos entienden que la vida se trata de relaciones y pasar tiempo con aquellos que aman. Son donadores de su tiempo, talentos y dinero y le ayudan a otros a alcanzar sus sueños y deseos divinos.

El éxito es un deseo puesto en cada espíritu humano por Dios. Como lo definimos y alcanzamos es tan único e individual como una huella digital. Pregúntele a Dios en quien lo diseño y que lo diseño para lograr. Descubra Su definición de éxito para usted. Esa es la única que realmente importa.

23

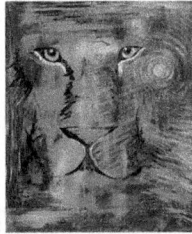

Cambie Su Mundo Financiero

En tiempos de cambio los aprendices heredaran la tierra mientras que los instruidos se encontraran bellamente equipados para manejar un mundo que ya no existe.

Eric Hoffer

Su vida no se mejora por casualidad, mejora por el cambio.

Jim Rohn

A pocos de nosotros les gusta el cambio, especialmente a medida que envejecemos. Es incomodo, perturbador y arriesgado. Amenaza nuestras relaciones al igual que nuestra auto-identidad y autoestima.

Pero sin cambio, nunca seremos relevantes ni exitosos. Vivimos en un mundo que pocos de nosotros imaginamos incluso hace 10 años, mucho menos hace 30 años. Si usted se graduó de la universidad en los 60s o iniciando los 70s como lo hice yo, algunas cosas que aprendimos como hechos irrefutables han sido actualizados o considerados obsoletos en vista de los nuevos descubrimientos de la ciencia, medicina e incluso historia. Hubo un día no hace mucho cuando podíamos aprender algo y conformarnos con ese conocimiento por varios años antes de que fuera refutado o remplazado. Ahora parece que debemos aprender el próximo nivel de lo más nuevo de algo tan rápido como tenemos que actualizar nuestro software.

Preparándonos para un Mundo que ya No Existe

En ningún lugar son estos cambios más evidentes que en la forma que vemos nuestras finanzas. Muchos de nosotros nos preparamos para nuestro futuro financiero en la misma forma que lo hicieron nuestros padres y abuelos. Pero la reestructuración financiera global que está ocurriendo ahora no tiene precedentes en la historia mundial. El boom financiero de los 90s se ha desvanecido. Los poderes globales están manipulando los mercados, y China es el poder dominante de finanzas emergentes mientras el mundo clama por precios bajos en casi todo.

Esto nos llega directamente a la puerta. Un trabajo seguro es un oxímoron. Los despidos masivos y recortes de personal llevan a las personas a buscar nuevas maneras de pagar sus cuentas. Hoy los egresados de la universidad pueden esperar cambiar de carrera varias veces durante su vida laboral, especialmente a medida que algunas carreras se vuelvan obsoletas. Las inversiones sólidas, tener casa propia y los fondos de retiro – una vez insignia de los individuos económicamente exitosos – se han convertido en una pesadilla. Un 90% de los matrimonios que fracasan dan los problemas financieros como una de las causas más importantes.

El Lado Positivo del Malestar Financiero

Tan aterrador y deprimente como puede ser esto, existe un lado positivo, incluso estimulante. Aquellos que ven estos cambios financieros como oportunidades en vez de problemas, saldrán vencedores al otro lado. Prosperarán aquellos que están dispuestos a adaptarse y aprender formas completamente nuevas para abordar las presuposiciones financieras que se creían desde hace mucho tiempo.

Un buen ejemplo es el aumento de espíritu de emprendimiento que alcanzó niveles record, especialmente entre los de la generación del "baby boom". Un estudio estimo que de los empresarios que lanzaron negocios en 2010, el 22,9% estaban entre las edades de 54 y 64. Esto me dice que los americanos mayores han sido forzados a convertirse en recursivos y pensar más allá de lo convencional. Continúan viéndose como aprendices, y su adaptabilidad y flexibilidad les permite superar a los más jóvenes en términos de sus tasas de éxito.

Reinvéntese para su Futuro

Hoy en día para tener éxito económicamente puede tener que reinventarse. Al hacerlo, probablemente extenderá su vida productiva e ingresará en lo que se puede convertir en el momento más liberador y retador de toda su carrera.

Durante la universidad yo deseaba de todo corazón una carrera como jugador profesional de tenis. Pero con varias lesiones deportivas, sabía que mi cuerpo no podría soportar el horario exigente de entrenamiento que se requería. Pude haberme desanimado hablando sobre la injusticia de la vida y la carrera de tenis que debería haber tenido. En vez de esto, hice algunos cambios. Canalice mi pasión en un trabajo como instructor de tenis en un club de tenis de Tallahassee. Ese paso me abrió la posibilidad para una eventual nueva vida y carrera para mí.

Mientras enseñaba en el club, comencé a notar lo popular y lucrativo que era la tienda de tenis. Comencé a imaginarme no solo como instructor de tenis sino también como un dueño exitoso de una tienda de tenis. En pocos años, abrí la primera tienda especializada de tenis en la Florida. Eventualmente, abrí tres más en la Florida y una en Georgia antes de mudarme a Las Vegas en 1974. Incluso abrí el primer centro de entrenamiento de tenis en Riyadh, Arabia Saudita el año en que inicio la Guerra del Golfo. (Me aseguraron que no había ninguna relación directa.) Me alegra mucho haber permitido, que un sueño roto me llevara a otros que aún no había imaginado.

Deje que su Pasión Impulse su Futuro

Sea que hasta ahora está comenzando o le está dando la vuelta a la manzana por segunda, tercer, cuarta o quinta vez, deje que su pasión impulse su futuro financiero. Tal vez ha aceptado sus trabajos en el pasado por necesidad. Existía la obligación importante de pagar las cuentas sin reparar en lo que realmente deseaba hacer de todo corazón.

Pero ahora durante este cambio financiero se le ha dado unos momentos para soñar de nuevo. ¿Aún tiene un sueño que simplemente no desaparece? ¿Existe algo que usted sabe que lamentara no haber perseguido cuando llegue al final de su vida? Siempre es importante tener un sueño y perseguirlo. Así que si su sueño se puede manifestar en una carrera que lo apoya a usted y su familia, se ha ganado la lotería más grande de la vida!

Continúe Aprendiendo para Continuar Viviendo

Adáptese a lo inesperado al estar abierto a aprender cosas nuevas. Sea que su educación formal se haya detenido con un estudio secundario por equivalencia (GED) o con un MBA de Harvard, es importante que nunca deje de aprender. Cuando deja de aprender, deja de vivir, y no estará listo para su próximo reto.

El cambio siempre es más fácil cuando alguien lo puede guiar por el camino que ya ha sido marcado. Sin importar su edad, intente encontrar un mentor o modelo a seguir – incluso si solo es a través de libros o cintas – que entienda lo que usted está atravesando y pueda ayudar a ponerlo de nuevo sobre tierra firme. Si no puede encontrar a ninguno, no deje que eso le impida avanzar. Pronto podrá ser la persona que otros están buscando como su modelo a seguir. (Y esta puede ser la puerta a una carrera totalmente nueva!)

Su Actitud Determina su Futuro Éxito

Su actitud determinara como atravesara este caos financiero. Deje que su vida se convierta de nuevo en una aventura. No tema la próxima temporada. Piensa más allá de lo convencional. Deje que su corazón y espíritu lo lleve a nuevas relaciones y una mayor satisfacción en su próximo emprendimiento. Encontrará posibilidades sin fin para crecer y expandir, y no lo lamentara. Aún existe un gran mundo allí afuera por explorar!

24

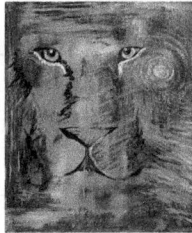

Capitalización de Redes:
Comenzar Pequeño, Cosechar en Grande

No importa lo despacio que avance siempre que no se detenga.
Confucio

El futuro depende de los que hacemos en el presente.
Mahatma Gandhi

Dios ama hacer cosas grandes con solo un poco. Piense en la victoria que Él pudo lograr cuando redujo el ejército de Gideon de 30.000 a 300. Y como Jesús creyó que 12 hombres eran suficientes para cambiar el mundo.

Tanto en asuntos espirituales como financieros, lo pequeño puede llevar rápidamente a recompensas más grandes. Comencé a experimentar la viabilidad de esto en mi vida de negocios cuando descubrí la maravilla de la capitalización utilizando el vehículo poderoso de una red de relaciones fuerte.

Hace años, Dios comenzó a mostrarme como ninguno en su pueblo estaría sin provisión financiera si entendieran las matemáticas. Yo creo que Él se estaba refiriendo al poder de construir un equipo o una estructura de red para tomar una pequeña inversión, de dinero o personas, y ver como se capitaliza exponencialmente. Yo no entendí este principio hasta 1995 cuando me presentaron la empresa de mercadeo de redes Nikken, cuyos productos le devolvieron la vida a mí madre. Este modelo de negocios también me devolvió la vida a mí.

En ese entonces, yo era profesional de tenis. Mis días generalmente estaban llenos de enseñar y golpear pelotas de tenis. Pero dado que llovió todos los días por dos semanas, no podía enseñar afuera en las canchas. En vez de esto, pase mi tiempo en la tienda de tenis y me encontré compartiendo con cualquiera que estaba dispuesto a escuchar, lo que habían hecho estos productos por mi madre. Para mi sorpresa, casi todos estaban interesados en comprar productos energéticos! Mis ventas totales superaron los $20.000 y gane $3.000, llegando al nivel de mercadeo "plata" de Nikken en esas dos semanas. Luego de seis semanas (cuando el 80% de mis días de enseñanza de tenis estaban llenos de lluvia), había ganado alrededor de $8.000! Como se podrán imaginar, llame mucho la atención de la empresa y las personas que estaban por encima de mí en la red.

La Maravilla de la Capitalización

En ese momento comencé a entender el principio de la capitalización. A medida que otras personas escuchaban sobre los productos y compartían mi emoción, ellos comenzaban a comercializar los productos que estaban cambiando sus vidas. Veintiún individuos se unieron en esas primeras dos semanas. En los próximos cinco meses, a medida que esos individuos comenzaron a construir sus propios equipos bajo el mío, los números de mí red crecieron a unos cientos sin ningún esfuerzo adicional por parte mía.

Los productos continuaron cambiando vidas y muchas personas se enamoraron de la red de contactos para generar un ingreso residual. Lo que comenzó con solo unos cuantos individuos en esos primeros seis meses se convirtió en un flujo de ingresos de cientos de personas alrededor del mundo que ha pagado un promedio de $20.000 mensuales en los últimos 15 años. Dos líderes de este primer grupo hace casi dos décadas representaban más de $4 millones en ganancias, en las cuales todavía comparto hoy.

Mi ejemplo favorito de demostrar el poder de la capitalización es preguntarle a alguien que preferirían tener: un cheque de gerencia por $1 millón o un centavo duplicado por 31 días. La mayoría de las personas me sonríen como si estuviera loco y dicen que por supuesto el cheque de gerencia. Imprudentemente, acaban de perder más de $9,7 millones. Como ve, un centavo duplicado cada día por 31 días suma $10.737.418,24.

Lo mismo aplica cuando está construyendo su equipo. Comience con un individuo entusiasmado que usted entrena bien y le invierte tiempo por un mes y ahora tiene un gran equipo de dos personas. Si usted y su primer aprendiz hacen lo mismo el segundo mes con solo una persona más, entonces tendrán cuatro personas en su red. Haga lo mismo y cuando llegue al cuarto mes tendrá 16. Para el octavo mes, por medio del principio de la capitalización, ahora tendrán 256 personas en su red. Y para el final del año usted puede tener 4.096 personas en su equipo, todo porque usted encontró e invirtió en una persona tan visionaria como usted mismo.

Lento Pero Seguro

Un modelo de negocio de red de contactos que maximiza la capitalización puede ser más gratificante que el modelo tradicional de empleador-empleado. Pero debe entender que el mercadeo en red no es un negocio para "hacerse rico de la noche a la mañana". Requiere mucha visión, paciencia y perseverancia para construir una estructura relacional lo suficientemente fuerte para establecer una base, y mantener el impulso para llegar lejos.

Construir un negocio de equipo comienza lento, requiriendo mucha energía y atención desde el inicio. No solamente está tratando de ganar dinero. Está haciendo una inversión personal en las vidas de aquellos que comparten su amor y confianza en un producto. Quiere que ellos tengan tanto éxito como usted. Usted debe aprender cómo comunicarse de manera efectiva, escuchar con atención y generar confianza. Luego debe enseñarles a hacer lo mismo. No solo gana si hace esto bien, puede ganar en grande si otros aprenden a hacerlo bien con sus propios equipos. Entre mejor el equipo, más grande la recompensa para todos.

Encontrar Libertad de Deudas y Tiempo

Cuando yo era profesional de tenis, quería estar libre de deudas y salir de la rutina de vivir de pago en pago con más mes que dinero. Iniciar una red exitosa fue mí respuesta. No solo genere un ingreso increíble, también descubrí una nueva libertad de tiempo. Por 15 años, he tenido la oportunidad de vivir donde elija hacerlo y tomar tiempo para disfrutar las cosas que amo hacer.

Esta no es una transición fácil para muchas personas que han estado en trabajos que pagan principalmente por hora. Al comienzo, puede trabajar más horas y ver poca remuneración. Pero si persevera y le da una oportunidad a la capitalización para que funcione para usted, encontrará que todo ese tiempo y energía inicial se convierte en auto-perpetua y su negocio comienza a operar sin el impulso establecido en el inicio.

Cualquier trabajo que decida hacer debe ser gratificante y debe contribuir a un equilibrio saludable de su mente, cuerpo y espíritu. El mercadeo directo era bueno para mí y puede ser bueno para usted también. Claro está, tener un excelente producto en el cual confía y saber que está cambiando las vidas de su familia, amigos y clientes es una de las mayores recompensas que experimentará en su vida.

25

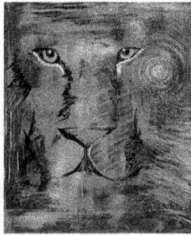

Como Prestarle a Dios y Recibir
un Interés Increíble

Aquel que es amable con los pobres, le presta al Señor, y Él lo recompensara por lo que ha hecho.

Proverbios 19:17

Una vida que no se vive para otros no es una vida.

Madre Teresa

Como manejamos nuestros recursos es una de las reflexiones más verdaderas de nuestro corazón. Y compartir nuestros recursos con los pobres es una de las más grandes expresiones de nuestra fe. Ser amable y cortés con los pobres es tan importante para Dios que Él ha establecido algunos de los principios espirituales y financieros más asombrosos alrededor de esto, incluso estar en deuda con nosotros por eso.

¿Realmente es posible que exista algo que podamos hacer que deja a Dios, que es el dueño del ganado en mil montañas y toda la riqueza que cualquiera se pueda imaginar, en nuestra deuda? Bueno, Proverbios 19:17 declara, "Aquel que es amable con los pobres, le presta al Señor, y Él lo recompensara por lo que ha hecho." Aquí el Señor deja claro que cuando somos amables con los pobres le prestamos a Él y Él nos pagará y recompensará en una multitud de maneras.

Una Situación Gana-Gana, Sin Riesgo

Prestarle a cualquier persona es una tarea riesgosa porque prestar sabiamente se basa en la capacidad de la persona para pagar. Usualmente los pobres no están en una posición inmediata para pagar, así que Dios lo considera un préstamo a Él. Estamos haciendo una inversión que siempre nos bendecirá al final porque la capacidad de pagar de Dios es infinita, y Él paga con unos dividendos tan maravillosos.

¿Cuáles son algunos de esos dividendos? Nos dicen que el hombre que es amable con los pobres, será feliz (ver Proverbios 14:21). Aquel que demuestra generosidad con los pobres al darles comida, será bendecido (ver Proverbios 22:9). Y aquel que da a los pobres nunca pasará necesidades (ver Proverbios 28:27). Dios no deja duda que Él nota nuestra amabilidad con los pobres.

Una Historia de Compasión y Provisión

Yo vi las bendiciones y los beneficios de vivir desinteresadamente desde temprano. Tuve la fortuna de tener padres que amaban darle a los necesitados, no solo económicamente, sino con su amor, tiempo y prioridades. Mi hermana, Janice VanCronkhite, y su esposo David iniciaron un ministerio a inicios de los 90s que cuidaba de los indigentes y pobres por más de una década en el centro de Atlanta. Mes tras mes escuche sus historias de las milagrosas provisiones y bendiciones de Dios para todos los que eligen no olvidar a los pobres.

Me recordaron aquellas recompensas recientemente cuando analice patrones en mi propia historia financiera personal y de negocios. Era obvio que en esos años cuando di más apoyo a aquellos con necesidades mayores que las mías, también recibí las mayores ganancias monetarias. Dios ama hacer cosas como esas!

Desde el inicio, Dios nos diseñó para compartir en la abundancia de la tierra. Pero para aquellos con necesidades y sin lo suficiente, Él demostró compasión y honró y bendijo a aquellos que cuidaron a los dolientes. En los primeros días de Israel, Dios estableció un diezmo especial principalmente para beneficiar a los pobres. (Ver Levítico 19:9). Él le enseñó a Su pueblo a dejar el trigo y granos sin cosechar al borde de sus campos para que los pobres, viudas y extranjeros pudieran cosecharlos de manera fácil y libre, sin humillación. Esta era la situación cuando el adinerado y compasivo Boaz se encontró por primera vez con Ruth, la pobre viuda Moabita, cosechando granos en uno de sus campos (Ruth 2).

Siglos más tarde, Dios explicó su ira contra Sodoma, no por la inmoralidad sexual, sino porque su gente se había vuelto "arrogante, sobrealimentada y despreocupada; no le ayudaban a los pobres y necesitados" (Ezequiel 16:49 NIV). El Nuevo Testamento confirma la compasión y el amor de Dios por los pobres por medio del ejemplo de Jesús. Siempre estaba mirando con amor al humilde mundo alrededor de Él. Su estilo de vida fue imitado por la iglesia primitiva, que hizo provisiones para servir a los pobres y fue motivada continuamente para que los líderes no olvidaran a los pobres.

Leemos en Juan 1 que parte del amor de Dios en nosotros es darle a los necesitados en vez de solo desearles bien y dejarlos esperando lo mejor. Nos volvemos como Cristo cuando asumimos las cargas de aquellos menos afortunados en la sociedad – los indigentes, huérfanos, mentalmente enfermos, en cama o en un hospital, y aquellos confinados a una prisión. La necesidad es grande y también lo es la oportunidad para servirlo a Él al poner a otros antes que a nosotros mismos. Simplemente no existe excusa para nuestra falta de responsabilidad para colaborar y ayudarle a otros.

Tan grandes son las recompensas de dar que existe una tradición Judía que dice que un mendigo realmente le hace un favor al generoso al darle la oportunidad de dar y recibir tan grandes recompensas de Dios. Que rebosemos con compasión y amabilidad, especialmente hacia los pobres, y aseguremos grandes bendiciones! Y que Dios nos de la sabiduría para actuar ante oportunidades para brindarle comida a los pobres y responder adecuadamente ante situaciones que enfrentamos en las cuales podemos demostrar misericordia o cerrar nuestros corazones. Los beneficios siempre irán más allá de nuestra comprensión.

APÉNDICE

Recursos de En Forma Para Ganar

Mi propósito con este libro era ofrecer una introducción al vasto tema del bienestar. Simplemente es un punto de partida para su viaje a un cuerpo, alma, espíritu y finanzas más saludables y completas. Depende de usted continuar buscando, aprendiendo, teniendo esperanzas y creciendo hasta que se encuentre cómodamente en el camino a una mejor salud.

Donde comenzar siempre es un dilema, especialmente si involucra una inversión financiera al igual que tiempo y enfoque. Con todas las voces allá afuera en el área del bienestar, recomiendo que primero encuentre un doctor o consultor de bienestar que pueda orientar y asistirlo en su viaje a una vida holística y natural. Ellos le ayudaran a decidir los pasos que debe tomar y que productos son adecuados para usted. Su inversión económica y de tiempo ahora será mucho menor que el costo del dolor y sufrimiento con enfermedades y padecimientos más adelante.

Puede encontrar más información sobre los siguientes productos de bienestar mencionados en "En Forma Para Ganar" en mí página web personal:

www.WinnersWellness.com

Rebotadores
Escudos de EFM
Kangoo Fitness Joggers
(Trotadores Kangoo)
Nutricionales de Calostro
Entrenamiento de Poder Cerebral Completo
Terapia de Micro-corriente PEMH
Sauna de Infrarrojo Lejano por Relax Sauna

La Empresa de Bienestar Nikken produce y distribuye muchos de los productos que mencione en "En Forma Para Ganar". Estos incluyen sistemas de sueño, filtración de agua, y filtración de aire multi-etapa al igual que productos nutricionales, magnéticos, de Infrarrojo Lejano y de cuidado para la piel.

Visite mí página de consultor Nikken en
www.HerbRapp.com
para más información

He encontrado mucha sabiduría y motivación en los libros y enseñanzas de los siguientes individuos:

Bob Proctor	www.bobproctor.com
Mike Murdoch	www.thewisdomcenter.tv
Mirek Hufton	www.worldharvestchurch.org
Jentezen Franklin	www.freechapel.org
Norvel Hayes	www.nhm.cc

Si quiere comunicarse personalmente con Herb, puede escribirle a Herb@WinnersWellness.com.

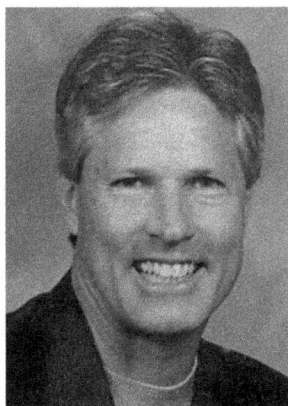

Sobre el Autor

Herb Rapp es un ex-jugador profesional de tenis con una carrera de 27 años en la Florida, Nevada y California. Luego de jugar por cuatros años en la Universidad del Estado de la Florida con una beca por tenis, el compitió en el Abierto de los Estados Unidos en 1969, y luego creo el Forestmeadows Racquet Club en Tallahassee, Florida y abrió 13 tiendas especializadas de tenis. Herb ha enseñado a clínicas en el extranjero en Suiza y Arabia Saudita, y continúa compitiendo en los eventos nacionales de mayores de 60 años.

Herb nunca contempló otra carrera hasta 1994, cuando su madre estaba sufriendo de una dolorosa y debilitante artritis reumatoide. El oró por dos semanas para que el Señor le enviara una solución para el sufrimiento de su madre. Dios contesto la oración de Herb, renovó la vida de su madre, y luego le pidió que compartiera el plan de bienestar de Dios con Su Iglesia.

Herb nunca espero lo que el Señor tenía en mente para el por el resto de su vida. Lanzó su nuevo negocio, Winners Sports and Wellness (Deportes y Bienestar para Ganadores), y ha sido uno de los consultores líderes de la Empresa Nikken Wellness por más de 17 años con ventas en su equipo que superan los $100 millones en 24 países. Su pasión aún es ayudar a los hijos de Dios a vivir una vida de éxito y equilibrio en las áreas de cuerpo, mente, espíritu y finanzas.

"En Forma Para Ganar" se escribió para inspirarlo a lograr esta meta valiosa para que "usted pueda prosperar en todos los sentidos y tener buena salud, a medida que prospera su alma" (3 Juan 2).

Para Cerrar

Espero que En Forma Para Ganar haya sido inspirador ya que tanto se puede hacer para mejorar su calidad de vida sin cambiar mucho su estilo de vida. La búsqueda de la sabiduría en las cuatro áreas del cuidado de su cuerpo, el desarrollo de su mente, la búsqueda del crecimiento espiritual, y el obtener control de su mundo financiero es un viaje que nunca debe terminar. Dios nos da grandes regalos y debemos devolver el favor al utilizarlos a nuestra máxima capacidad. Dios es un buen Dios y Él se delita con nuestro éxito. Ya que Él vive a través de nosotros, yo creo que El disfruta nuestros éxitos con nosotros. Creo que El sintió alegría cuando me llevaban en hombros del gimnasio de la escuela después de romper el record del colegio por anotaciones. El Espíritu Santo que habita en nosotros seguramente siente placer cuando sobresalimos en la vida y superamos los obstáculos que enfrentamos. La Oración y el estudio de las Escrituras son las dos mejores maneras que conozco para demostrarle a Dios que queremos más de Él. Entre más lo busquemos, más abundaran Sus bendiciones en nuestras vidas. El único habito que puedo resaltar en mi vida que ha elevado mi camino con el Señor, ha sido la oración en el Espíritu por treinta minutos o más para iniciar cada día. Dios quiere jugar un papel íntimo en nuestras vidas y el Espíritu Santo abre esa puerta con el acto de iniciar cada día con pensamientos de gratitud por todo lo que Él ha hecho por usted.

Por favor sepa cuanto agradezco que haya elegido En Forma Para Ganar. A mi equipo le agradara asistirlo en su viaje para ganar en la vida y ser lo mejor que puede ser. Por favor comuníquese con nosotros para obtener asesoría sobre bienestar y aprender más sobre las tecnologías asombrosas que se mencionan en el libro. Nuestra página web www.WinnersWellness.com tendrá consejos para su beneficio al igual que nuevos artículos sobre bienestar para ayudarle en su viaje a un futuro de triunfo. Cada mes estaré presentando nuevos productos que le agregaran a su calidad de vida al igual que entrevistas con personalidades líderes en el tema del bienestar quienes compartirán los últimos avances en una vida óptima...cuerpo, mente, espíritu y finanzas. Recuerde, los grandes éxitos comienzan con las cosas pequeñas que se hacen de manera consistente siguiendo una decisión comprometida.

Herb Rapp
Winners Wellness